The Massachusetts General Hospital
Clinical Approach
to Vascular Ultrasound

麻省总医院
血管超声临床规范
方案与流程

Protocols and Procedures

原著　[美] Anahita Dua

　　　[美] Drena Root

　　　[美] Scott Manchester

　　　[美] Young Kim

主译　黄品同　何　文

中国科学技术出版社

·北 京·

图书在版编目（CIP）数据

麻省总医院血管超声临床规范：方案与流程 /（美）阿娜希塔·杜娅等原著；黄品同，何文主译. -- 北京：中国科学技术出版社，2025. 6. -- ISBN 978-7-5236-1331-3

Ⅰ. R543.04-65

中国国家版本馆 CIP 数据核字第 20256TE377 号

著作权合同登记号：01-2025-0247

First published in English under the title
The Massachusetts General Hospital Clinical Approach to Vascular Ultrasound: Protocols and Procedures
edited by Anahita Dua, Drena Root, Scott Manchester, Young Kim
Copyright © Anahita Dua, Drena Root, Scott Manchester, Young Kim, 2022
This edition has been translated and published under licence from Springer Nature Switzerland AG.
All rights reserved.

策划编辑	刘　阳　黄维佳	
责任编辑	刘　阳	
文字编辑	张凤娇	
装帧设计	佳木水轩	
责任印制	徐　飞	

出　　版	中国科学技术出版社
发　　行	中国科学技术出版社有限公司
地　　址	北京市海淀区中关村南大街 16 号
邮　　编	100081
发行电话	010-62173865
传　　真	010-62179148
网　　址	http://www.cspbooks.com.cn

开　　本	889mm×1194mm　1/32
字　　数	140 千字
印　　张	5.75
版　　次	2025 年 6 月第 1 版
印　　次	2025 年 6 月第 1 次印刷
印　　刷	北京盛通印刷股份有限公司
书　　号	ISBN 978-7-5236-1331-3 /R·3476
定　　价	108.00 元

译校者名单

主　译　黄品同　浙江大学医学院附属第二医院
　　　　　何　文　首都医科大学附属北京天坛医院
副主译　张　巍　首都医科大学附属北京天坛医院
　　　　　黄　瑛　中国医科大学附属盛京医院
　　　　　罗葆明　中山大学孙逸仙纪念医院
　　　　　阚艳敏　天津市第三中心医院
　　　　　郭燕丽　中国人民解放军陆军军医大学第一附属医院
　　　　　张　莹　浙江大学医学院附属第二医院
译校者　（以姓氏笔画为序）
　　　　　丁　红　复旦大学附属华山医院
　　　　　朱佳宁　浙江大学医学院附属第二医院
　　　　　刘丽文　中国人民解放军空军军医大学第一附属医院
　　　　　　　　　（西京医院）
　　　　　阮骊韬　西安交通大学第一附属医院
　　　　　李　佳　浙江大学医学院附属第二医院
　　　　　吴　蓉　上海市第一人民医院
　　　　　宋海曼　首都医科大学附属北京天坛医院
　　　　　张　超　浙江大学医学院附属第二医院
　　　　　张超学　安徽医科大学第一附属医院
　　　　　陈轶洁　福建省肿瘤医院
　　　　　周　青　武汉大学人民医院
　　　　　周　航　哈尔滨医科大学附属第二医院
　　　　　经　翔　天津市第三中心医院
　　　　　洪玉蓉　浙江大学医学院附属第二医院
　　　　　唐丽娜　福建省肿瘤医院
　　　　　崔新伍　华中科技大学同济医学院附属同济医院

内容提要

本书引进自 Springer 出版社，汇集了麻省总医院（MGH）在血管超声领域的丰富经验和前沿进展，是一部详细介绍血管超声诊断技术及其临床应用的专业著作。全书共 21 章，分别介绍了血管超声成像的基础知识和常用设备，四肢血管、颈动脉、脑血管和腹部血管的超声诊断，动脉粥样硬化、深静脉血栓形成（DVT）等常见疾病的超声表现，血管超声在术前评估、术后随访等特定临床场景中的应用，以及血管内超声（IVUS）等新兴技术，并提供了丰富的病例图像和诊断标准。本书系统全面，有助于提升读者的诊断思维和临床决策能力，可作为血管超声相关医务人员的案头参考书。

主译简介

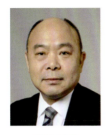

黄品同

教授，主任医师，博士研究生导师，浙江大学医学院附属第二医院超声医学科主任，超声医学与生物医学工程研究中心主任，浙江大学医学院影像医学与核医学研究生教育委员会主任。浙江大学求是特聘医师，第六届"国之名医·卓越建树"获奖者，美国医学超声学会（AIUM）荣誉会士，国际超声医学联盟专家委员会（IUMAC）主席，国际超声造影学会（ICUS）理事，中国医师协会超声医师分会副会长，中华医学会超声医学分会委员，浙江省超声医学分会主任委员，浙江省超声医学工程学会会长，*Cancer Letters* 编委，*Ultrasound in Medicine and Biology* 副主编，国际期刊 *BIO Integration* 共同主编。主持国家自然科学基金 6 项，其中面上项目 2 项（已结题）、国家自然基金重大科研仪器专项 1 项（已结题）、国家自然科学基金重点国际合作项目 1 项（已结题）、国家自然科学基金重点项目 2 项（在研），主持"十三五"国家重点研发计划数字诊疗装备项目 1 项（首席专家），主持浙江省重大科技专项 2 项，主持国际多中心合作项目 14 项（clinical trials 已注册），累计科研经费 3000 余万元。获授权发明专利 20 余项，其中国际专利 7 项。发表学术论文 480 余篇，其中 SCI 收录论文 150 余篇。

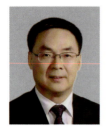

何 文

教授，主任医师，博士研究生导师，首都医科大学附属北京天坛医院超声科主任，首都医科大学超声医学系主任，享受国务院政府特殊津贴。中国医师协会超声医师分会会长，中国医师协会毕业后医学教育超声医学科专业委员会主任委员，中国卒中学会超声分会主任委员，中华医学会超声分会委员，北京医学会超声分会副主任委员，国家脑血管病防治研究创新团队核心成员，全国高等学校超声医学专业研究生规划教材评审委员会副主任委员。国家自然基金、科技部课题和北京市课题评审专家，《中国医学影像学杂志》《中国医学影像技术杂志》《中华超声影像学杂志》等期刊副主编、编委。率先开展血管超声规范检查和血管超声造影；经颅超声造影诊断脑缺血和出血性疾病，为临床提供新方法；率先开展肺部肿瘤超声造影和消融治疗达到国内领先水平；在肝癌消融治疗，尤其是大肝癌消融治疗方面提出了新的方法、提高了疗效；提出颈动脉斑块稳定性中国标准。主持制订《中国介入超声临床应用指南》《中国腹部超声检查指南》《中国浅表器官超声检查指南》《中国肌骨超声检察指南》《中国超声造影临床应用指南》《血管超声检查指南》等。主要研究方向为介入性超声和血管超声。"国之名医·卓越建树""天坛名医""中国医师奖"获奖者。承担国家自然基金重点项目、面上项目、科技部重大专项课题、省部级课题 12 项，获省部级科技进步奖 6 项。培养博士后、博士研究生、硕士研究生 100 余名。主编专著 9 部，主编教材 3 部，发表学术论文 300 余篇，其中 SCI 收录论文 100 余篇。

中文版序

在现代医学的快速发展中，超声检查作为一种无创、实时且高效的诊断工具，已成为评估血管疾病的重要手段之一。*The Massachusetts General Hospital Clinical Approach to Vascular Ultrasound: Protocols and Procedures* 一书，汇集了麻省总医院在血管超声领域的丰富经验与全新研究成果，可作为广大临床医师和研究人员了解血管超声应用的宝贵参考。

麻省总医院是全球顶尖的医疗机构之一，其在血管超声领域的专业性和权威性无可置疑。本书由经验丰富的专家团队精心编写，内容涵盖了血管超声领域从基础知识到临床应用的各个方面，包括超声技术的基本原理、常见血管疾病的诊断方法及其临床意义等。著者通过详细的图示和病例分析，不仅为读者提供了系统的理论知识，还展示了如何将这些知识有效地应用于实际临床工作中。

本书的编写遵循了科学严谨、实用性强的原则，力求使读者能够快速掌握血管超声技术，并在实际操作中提高诊断水平。书中的每个章节都经过了充分的实证研究和临床验证，确保了其内容的准确性和实用性。

作为一部具有高度实用价值的专业著作，本书不仅适合从事血管超声相关工作的专业医师，也对希望深入了解该领域的研究人员和学者具有重要的参考价值。我们相信，本书能为广大医学工作者提供有力的支持，推动血管超声技术的发展，并最终提升患者的诊疗效果。

希望广大读者能够从书中获得宝贵的知识和技能，在日常临床工作中不断探索、实践，助力我国医学事业的进步。

首都医科大学附属北京天坛医院　何文

译者前言

      The Massachusetts General Hospital Clinical Approach to Vascular Ultrasound: Protocols and Procedures 是一部由美国麻省总医院（MGH）资深专家团队编写的经典血管超声诊疗指南。该书不仅介绍了超声技术在血管疾病诊断中的关键应用，还系统阐述了基于临床实际的操作规范与诊断流程，为临床医生、放射科医生及超声医生提供了宝贵的专业指导。作为本书的译者，我深感本书对国内血管超声领域的发展有重要的借鉴意义。

      在翻译过程中，我遇到了许多技术名词和诊疗标准的挑战。美国的血管超声实践在某些方面与我国存在差异，尤其是在操作规范、报告标准和诊断策略上。为了确保读者能够准确理解原书的精髓，我在保留原文内容的基础上，结合我国的临床实际，进行了适当的注解与补充，力求让本书在国内临床环境中更具可操作性。

      本书结构清晰，内容由浅入深，涵盖了基础超声解剖、血流动力学评估及复杂病例的诊断思路。书中汇集了丰富的病例分析，不仅详细展示了每一步操作的技术要点，还结合临床决策的思考过程，帮助读者建立诊断思维并从中受益。

      此次翻译是一项细致且耐心的工作，尤其是面对大量专业术语与临床细节时，常常需要反复推敲，以确保译文的准确性和流畅性。在此过程中，我们深刻体会到医学翻译不仅是语言的转换，更是知识的传递与升华。因此，我希望通过这部译著，能够让国内更多临床工作者受益，进而促进血管超声领域的进步与发展。

最后，感谢团队所有成员的大力支持和努力。希望本书能够为从事血管超声的医护人员提供切实的帮助，也希望它能为我国的血管超声技术带来新的启示与突破。

浙江大学医学院附属第二医院

原书前言

血管超声是一项充满挑战的工作。这门学科为何如此受人尊敬，不仅因为精湛掌握这项技术本身就很困难，还要对检查结果做出很好的解释并解决临床问题。无论是内科还是外科，血管超声都是血管治疗的核心和灵魂，因为几乎所有的血管治疗都是以这些无创检查结果和临床检查为基础的。无论是在静脉、动脉，还是透析通路血管检查中，医生都会根据血管超声检查结果做出生死攸关的决定。因此，确保血管超声检查的质量、一致性和卓越性，对患者护理和患者安全至关重要。

本书的作者包括血管外科医生、血管实验室医学主任、血管实验室技术主任和血管外科实习生，所有人都致力于将本书打造成一部便于查阅的血管超声检查参考书，不仅包括如何做（技术），还包括为什么要这样做（临床）。我们联合提供血管超声图像的人员和进行解读的人员一起撰写本书，以展示当前麻省总医院血管超声检查的全貌。

Anahita Dua
Boston, MA, USA

献　词

谨以本书献给那些每日激励我们的血管疾病患者，以及所有为推动血管超声领域发展，并将职业生涯奉献给为患者提供优质服务的血管超声技师们。

目 录

第1章　颅外段颈部血管多普勒超声检查
Extracranial Cerebrovascular Duplex

Young Kim　Sujin Lee　Drena Root　Scott Manchester　Anahita Dua　著
张　莹　朱佳宁　译　　崔新伍　张　超　校

72 岁女性患者，在体检时听诊发现左侧颈动脉杂音，遂被家庭保健医生转诊至血管外科就诊。患者有长期吸烟史（40 包年），有高血压、高脂血症和冠状动脉疾病史，右利手。经过进一步讨论，患者自述在过去 12 个月内曾多次出现短暂的右手乏力和麻木症状，但这些症状未经进一步处理可自行缓解。专科体检：神经系统未见明显病理征象，左侧颈动脉杂音。该患者需要进行哪种影像学检查？

一、目的

利用多普勒超声检查对颈动脉、椎动脉和近段锁骨下动脉进行评估，以确定疾病或其他异常的存在和严重程度。

二、适应证

1. 脑卒中［脑血管意外（cerebrovascular accident，CVA）］。

2. 短暂性脑缺血发作（transient ischemic attack，TIA）。

3. 无症状颈动脉杂音。

4. 高危人群筛查（例如，心脏手术、血管手术或其他非心脏大血管的重大疾病手术的术前筛查）。

5. 颈动脉内膜剥脱术 / 颈动脉支架置入术的疗效评估。

6. 颈动脉夹层。

7. 肌纤维发育不良。

8. 颈部搏动性肿块。

9. 颈动脉狭窄的随访。

三、禁忌证／局限性

1. 开放性伤口、切口或手术敷料遮挡，颈部存在静脉导管或起搏导丝。

2. 患者无法配合检查。

3. 颈部根治性手术、肿瘤或放疗导致颈动脉移位或受压。

4. 血管内的钙化可能会限制多普勒超声检查评估。

四、设 备

1. 多探头多普勒超声检查设备（包括 1 个 7～9MHz 的线性探头和 1 个 1～6MHz 的曲阵探头）。

2. 声学耦合凝胶。

3. 可调节的检查桌或检查椅。

4. 影像存档与通信系统（picture archiving and communication system，PACS）。

5. 毛巾。

五、患者准备

1. 查看之前的相关检查。

2. 向患者介绍检查内容并简要解释。

3. 获取相关病史（目前的症状／病情、既往动脉内膜剥脱术／支架置入史）。

4. 患者处于仰卧位并放松，充分暴露颈部，并根据人体工学原理设置超声医师的位置。

5. 放置帘布 / 毛巾，以保护患者隐私。

六、检查步骤

1. 在横断面和矢状面进行灰阶超声和彩色多普勒成像以对锁骨至下颌骨的颈动脉系统进行评估。

2. 在矢状面上用脉冲波多普勒成像对整个颈动脉系统进行评估，角度≤60°，并在保持取样框与血流平行下持续 3 个心动周期，以便获得准确的速度测量值。

3. 斑块的形态学记录包括异质性 / 同质性、光滑 / 不规则、有无钙化、有无溃疡，以及火山口外观。

4. 使用脉冲波多普勒成像对椎动脉进行评估，以确定血流方向、收缩期峰值流速和（或）频谱多普勒波形的变化。

5. 在锁骨上区域对锁骨下动脉进行评估，以确定是否存在多相位波形，以及收缩期峰值流速。

6. 全面扫查，并进行双侧对比。

7. 在整个检查过程中，应不断优化设备增益和显示设置，以提供最佳图像。

七、资料存储

有疑问、异常或偶然发现的图像必须有以下记录。

1. 灰阶图像（矢状面）

(1) 颈总动脉（common carotid artery，CCA）。

(2) 颈动脉分叉处（横切面图像对判断血管是否通畅很有帮助）。

(3) 颈内动脉（internal carotid artery，ICA）近段（灰阶和彩色多普勒图）。

(4) 颈外动脉近段。

2. 带速度测量值的频谱多普勒波形图

(1) 颈总动脉近段。

(2) 颈总动脉远段。

(3) 颈内动脉近段。

(4) 颈内动脉中段。

(5) 颈内动脉远段（应尽可能评估颈内动脉远段。如有必要，可使用凸阵探头更好地评估颈内动脉远段）。

(6) 颈外动脉近段。

(7) 椎动脉。

(8) 锁骨下动脉。

(9) 如果怀疑有狭窄，则在狭窄处、狭窄近段和远段获取频谱多普勒波形和速度。

(10) 出现异常时，需要进行更多的图像、波形和速度测量。

(11) 支架评估（如有）应包括灰阶和彩色多普勒图像，以及支架流入端、近段、中间、远段和流出端的特异性频谱多普勒波形和速度测量。

八、诊断标准

国际学会认证委员会（Intersocietal Accreditation Commission，IAC）新的推荐标准（目前本机构正在审查中）见表 1-1。

麻省总医院（Massachusetts General Hospital，MGH）现行标准见表 1-2。

颈动脉支架置入术后支架内再狭窄见表 1-3。

1. 解读颈内动脉狭窄严重程度

(1) 一般来说，收缩期峰值流速（peak systolic velocity，PSV）是最重要的标准。

表 1-1　国际学会认证委员会（IAC）新的推荐标准

狭窄程度（%）	收缩期峰值流速（cm/s）	斑块估算 [a]（%）	舒张末期速度（cm/s）	ICA/CCA 收缩期峰值流速比
0	<180	无斑块	<40	<2.0
<50	<180	<50	<40	<2.0
50～69	180～230	>50	40～100	2.0～4.0
>70（但未达到次全闭塞）	>230	>50	>100	>4.0
次全闭塞	高、低或检测不到	可见	可变	可变
完全闭塞	检测不到	可见或无法探测到管腔	不适用	不适用

ICA. 颈内动脉；CCA. 颈总动脉
a. 用灰阶和彩色多普勒超声评估斑块（内径减少）

(2) 当颈内动脉（ICA）PSV 达到明显狭窄的标准时，计算 ICA/CCA 比值，它是狭窄程度从 50%～69% 进展到 >70% 时的第二个评分标准。

(3) 任何 >70% 的狭窄都必须伴有狭窄后湍流。

2. 颈总动脉狭窄

(1) 收缩期峰值流速增加 ≥100%（2 倍）相当于狭窄 ≥50%。

(2) 收缩期峰值流速增加 ≥300%（3 倍）相当于狭窄 ≥75%。

3. 颈外动脉狭窄　收缩期峰值流速 ≥200cm/s 相当于 ≥50% 狭窄。

4. 椎动脉狭窄　收缩期峰值流速 ≥100cm/s 相当于 ≥50% 狭窄。

5. 锁骨下动脉狭窄　近段锁骨下动脉收缩期峰值流速 ≥275cm/s，伴有远段血流湍急，则狭窄程度 >50%；在锁骨下动脉明显狭窄的情况下，同侧椎动脉频谱发生变化；多普勒波形从三相 / 双相变为单相（图 1-1）。

表 1-2　麻省总医院（MGH）现行标准

类　别	直径狭窄（%）	收缩期峰值流速（cm/s）	频谱增宽	舒张末期速度（cm/s）	ICA/CCA 收缩期峰值流速比
正常	0～19	<105	无	不适用	不适用
轻微	20～49	≥105 至 <150	有	不适用	不适用
中度	50～69	≥150 至 <250	有	不适用	≥2.0 至 <4.0
严重	70～89	≥250	有	<135	≥4.0[a]
次全闭塞非常严重	90～99	≥250	有	≥135	≥5.0
完全闭塞	100	不适用	闭塞前的管壁"砰砰"杂音	不适用	不适用

ICA. 颈内动脉；CCA. 颈总动脉

a. 如果 ICA/CCA 收缩期峰值流速比≥4.0，则表明狭窄程度≥70%

表 1-3　颈动脉支架置入术后支架内再狭窄

狭窄率（%）	收缩期峰值流速（cm/s）	ICA/CCA 比值
0～19	<150	<2.15
20～49	150～219	—
50～79	220～339	≥2.7
80～99	>340	≥4.15

ICA. 颈内动脉；CCA. 颈总动脉

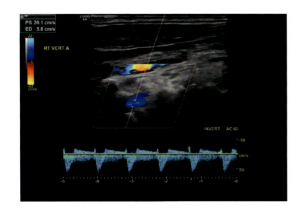

◀ 图 1–1　锁骨下动脉明显狭窄时同侧椎动脉血流频谱改变声像图

九、经验与教训

1. 一般建议　务必查看多普勒波形和灰阶图像，不能仅根据速度进行判读。脉冲多普勒光标角度应与血管内的血流方向平行（图 1–2）。

2. 串联病变　ICA 中的串联病变是指在近段狭窄远段的额外的狭窄，通常发生在颅内海绵状 ICA。如果灰阶成像提示分叉处严重狭窄，但狭窄后段的速度和频谱正常或仅有轻微异常，则应怀疑串联病变。出现这种情况是因为两个狭窄病变之间的血流受

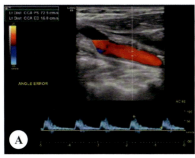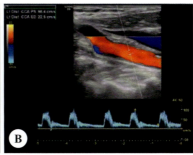

▲ 图 1–2　**A.** 脉冲多普勒取样框、光标角度与血管内血流方向不平行；**B.** 脉冲多普勒取样框、光标角度与血管内血流方向平行声像图

阻。当怀疑有串联狭窄时，建议行颅内评估。

3. 严重颈内动脉狭窄伴伪正常化的血流速度（图 1–3） 虽然不常见，但当局部的 ICA 严重狭窄加重并接近极细的腔隙时，先前升高的峰值收缩速度可能开始"下降"。这种速度"下降"的线索可能较为微妙，因此，如果二维灰阶模式图像存在异常或波形显示出钝化的外观，即使速度正常，也应保持高度警惕（图 1–4）。

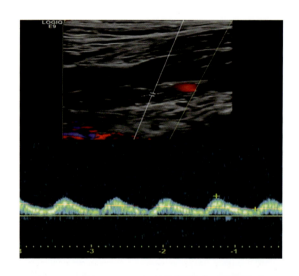

◀ 图 1–3 严重颈内动脉（ICA）狭窄伴伪正常化的血流速度

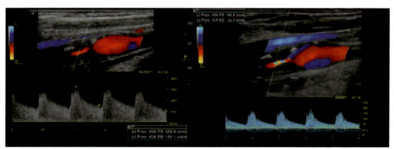

▲ 图 1–4 先前升高的峰值收缩速度可能开始"下降"频谱波形钝化的血流频谱图

4. 颈总动脉起始段的近段病变 大血管的起始段通常位于过深的位置，难以直接进行超声检查，但应尽量尝试检测。在这种情况下，如果与对侧相比，整个 CCA 和 ICA 的血流速度和波形外观均呈现减弱状态，则应怀疑存在起始段的血流动力学显著性狭窄。这种减弱波形的一个显著特征是收缩期的缓慢上升（即迟缓—微弱的波形模式）。起始段病变是导致隐匿性脑卒中的一个重要潜在原因（在少见的严重主动脉狭窄情况下，这种波形模式可能双侧出现；而在严重的主动脉反流或二尖瓣病变的情况下，可能会出现舒张期切迹）。

5. 锁骨下动脉盗血的进展阶段 如果两臂之间的血压差异不明显（＞20mmHg）或椎动脉血流没有反向，锁骨下动脉盗血的早期阶段可能不会被发现。椎动脉 PSV 和直径可能会出现轻度下降。椎动脉多普勒频谱的早期血流动力学变化包括双相波形模式，并伴有明显的收缩期切迹（通常称为兔形切迹）。在锁骨下动脉近段严重狭窄或闭塞的情况下，逆行椎动脉血流显示锁骨下动脉盗血生理现象。

6. 椎动脉频谱变化 在锁骨下动脉近段明显狭窄的情况下，椎动脉的频谱多普勒波形可表现为迟钝的"迟缓旁"模式、"前剥离"模式或兔子模式、双向模式或完全逆行模式（锁骨下完全盗血生理现象）。在狭窄较远的情况下，椎动脉的频谱多普勒波形表现为高阻力模式，舒张期血流消失。

7. 钙化粥样斑块的长度 在钙化斑块造成明显声影的区域，通常无法获取多普勒或灰阶图像（图 1-5）。在这种情况下，如果钙化斑块仅覆盖一小段区域（长度＜1cm），则在阴影区域的近段和远段出现的正常速度和波形通常足以排除有血流动力学意义的局灶性狭窄，而无须进行额外的影像学检查。

8. 对侧颈动脉闭塞 在对侧 ICA 功能性闭塞的情况下，由于

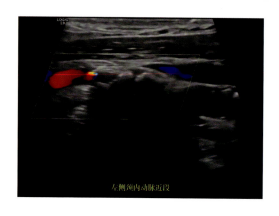

◀ 图 1-5 钙化斑块造成明显声影的区域，通常无法获取多普勒或灰阶图像

通过通畅颈动脉系统的血流量增加，同侧 CCA 和 ICA 的速度可能会在缺乏血流动力学意义的明显狭窄的情况下出现假性升高。如果根据灰阶和频谱无法排除严重狭窄，则可能需要进行其他血管成像检查。

9. 异常的低阻力波形　如果波形阻力异常低，应考虑颈部超声视野外的解剖变异，包括动静脉畸形、高灌注的肿瘤或永存三叉动脉。

10. 血管狭窄程度明显进展的定义　一般认为，2 次连续检查之间 PSV 的增加≥30cm/s 反映血管狭窄明显进展。此外，血管内其他"正常"速度的 2 倍（或更高）都应被视为严重恶化。

11. 后续建议　除其他因素（如检查禁忌证）外，当需要额外的血管成像时，一般认为 CTA 在血管特征描述方面比平扫 / 增强MRA 更为准确。

十、临床相关问题

● **颈动脉多普勒超声有什么诊断作用？**

在所有成像模式中，诊断不同程度血管狭窄灵敏度最高的成像模式是增强磁共振血管成像（magnetic resonance angiography，

MRA）。然而，这项检查费用昂贵且不易获得，因此无法成为实用的诊断工具。多普勒超声一般被认为是筛查颈动脉狭窄患者的一线成像方式，因为其成本低，普及率高，对＞70%的狭窄具有高灵敏度。多普勒超声的问题在于，它在诊断50%～69%狭窄时的灵敏度相对较低，如果患者在多普勒检查正常的情况下仍有症状，则有必要进行额外的成像检查。

- 颈动脉多普勒检查有哪些限制？

颈动脉多普勒检查是诊断 ICA 狭窄程度的有效工具，但颈动脉解剖结构和斑块特征可能会降低多普勒检查的准确性。这些限制因素包括颈动脉分叉过高、血管迂曲、广泛的血管钙化导致声影，以及放疗引起的瘢痕。此外，对侧血管闭塞可能会导致速度升高，从而高估狭窄程度。CT 血管成像（computed tomography angiography，CTA）通常被认为是术前规划的理想成像方式，它可以显示主动脉弓的类型、大血管造口的病变程度、Willis 环的通畅程度，以及近段 CCA 和远段 ICA 的迂曲程度，所有这些都有助于判断患者是否符合颈动脉支架置入术和（或）内膜剥脱术的解剖学标准。尽管颈动脉超声提供了有关患者颈动脉解剖和生理特点的重要信息，但如上所述，可能还需要进行更多的其他检查，以便进行全面的术前评估，并对患者的治疗方案进行评估。

- 颈动脉多普勒检查可为术前规划提供哪些信息？

一般来说，在术前规划时需要对头颈部进行 CTA 检查。但是，如果由于医学原因（急性肾损伤）或设备原因（缺乏可用途径）而无法获得这些成像模式，则可通过多普勒超声检查寻找一些线索，以有助于术前规划。例如，当通过夹闭提供颅内主要供血来源的颈动脉来治疗罪魁祸首病变时，超声显示的对侧病变程度可能有助于阐明术中缺血性脑卒中的风险。颈动脉分叉的迂曲程度也会影响颈动脉内膜剥脱术的技术难度，因此也是超声评估中有用的解剖信息。我们还可以从颈动脉多普勒超声检查中获得其他有用的信息，包括斑块形态、颈外动脉（external carotid artery，ECA）通畅性，以及会影响外科医生手术计划的流入和流出并存问题。

参考文献

[1] Call GK, Abbott WM, Macdonald NR, et al. Correlation of continuouswave Doppler spectral flow analysis with gross pathology in carotid stenosis. Stroke. 1988;19(5):584–8.

[2] Primozich JF. Color flow in the carotid evaluation. J Vasc Tech. 1991; 15(3):112–22.

[3] Suwawela N, Can U, Furie KL, et al. Carotid Doppler ultrasound criteria for internal carotid artery stenosis based on residual lumen diameter calculated from en bloc carotid endarterectomy specimens. Stroke. 1996;27(11):1965–9.

[4] Taylor DE, Strandness DE. Carotid artery duplex scanning. J Clin Ultrasound. 1987;15:635–44.

[5] Gornik HL. Diagnostic criteria and interpretation: ICA, ECA, CCA and Tandem Lesions. SVU 201. annual conference and marketplace.

[6] Gerhard-Herman M, et al. Guidelines for noninvasive vascular laboratory testing: a report from the American Society of Echocardiography and the Society of Vascular Medicine and Biology. J Am Soc Echocardiogr. 2006;19:955–72.

[7] Slovut DP, Romero JM, Hannon KM, Dick J, Jaff MR. Detection of common carotid artery stenosis using duplex ultrasonography: a validation study with computed tomographic angiography. J Vasc Surg. 2010;51(1):65–70.

[8] Jing X, et al. Are you puzzled when credentialing entities ask you for criteria for external carotid artery stenosis? A study correlating peak systolic velocities and degree of external carotid artery stenosis based on CT angiography. J Vasc Ultrasound. 2018;42(4):155–61.

[9] Lal BK, Hobson RW 2nd, Tofighi B, Kapadia I, Cuadra S, Jamil Z. Duplex

ultrasound velocity criteria for the stented carotid artery. J Vasc Surg. 2008;47(I):63–73.

[10] https://www.intersocietal.org/vascular/forms/IACCarotidCriteria White Paper1–2014.pdf.

[11] Grant EG, Benson CB, Moneta GL, Alexandrov AV, Baker JD, Bluth EI, et al. Carotid artery stenosis: grayscale and Doppler US diagnosis-Society of Radiologists in ultrasound consensus conference. Radiology. 2003;229: 340–6.

[12] Gornik HL, Rundek T, Gardener H, et al. Optimization of duplex velocity criteria for diagnosis of internal carotid artery (ICA) stenosis: a report of the Intersocietal Accreditation Commission (IAC) Vascular Testing Division Carotid Diagnostic Criteria Committee. Vasc Med 2021;e-pubilshed ahead of print. Available for free download at: https:// journals.sagepub.com/doi/ full/10.1177/1358863X211011253.

第2章 经颅多普勒（非成像）超声
Transcranial Doppler (Non-imaging)

Young Kim　Sujin Lee　Drena Root　Scott Manchester　Anahita Dua　著

张　巍 译　何　文　丁　红 校

14 岁非洲裔男性患者，被血液科诊断为镰状细胞病。此次转诊的目的是评估颅内血管狭窄和脑卒中的风险。首选的影像学检查是什么？哪些影像学表现提示脑卒中的风险较高？

一、目的

评估颅内动脉血流动力学及颅内动脉是否存在狭窄、血流紊乱或侧支循环形成。监测蛛网膜下腔出血后的血管痉挛情况。

二、适应证

1. 蛛网膜下腔出血。

2. 颅内血管闭塞性疾病。

3. 颅脑创伤、脑死亡后的颅内血流评估及研究。

4. 与颅内循环相关的脑卒中或短暂性脑缺血发作（transient ischemic attack，TIA）。

5. 动静脉畸形。

6. 后循环评估。

7. 镰状细胞贫血患者的颅内血管病变 / 狭窄鉴别。

三、禁忌证 / 局限性

1. 颞窗透声不佳。

2. 通过眼窗进行检查时建议使用尽可能小的声功率。

3. 患者无法配合检查。

4. 建议摘除隐形眼镜。

四、设备

1. 经颅多普勒系统（非成像）配备 2MHz 脉冲波多普勒探头。

2. 影像存档与 PACS。

3. 超声耦合剂。

4. 毛巾。

五、患者准备

1. 向患者介绍并简要解释检查的必要性。

2. 获取相关病史。

3. 患者应采取以下体位。

(1) 颞窗、眼窗和颌下窗检查时采取仰卧位。

(2) 后循环检查时采取坐位下巴靠在胸前或侧卧位头部向前弯曲靠近胸部。

六、检查步骤

1. 多普勒评估将包括以下内容。

(1) 记录是否存在血流信号。

(2) 各血管内的血流方向。

(3) 平均收缩期和舒张末期血流的定量测量。

(4) 评估频谱波形特征。

2. 首先将探头放置在颞骨后部，声束朝向上方，取样容积深度设置为 55mm。

3. 将取样容积深度减小至 30～40mm 来识别大脑中动脉（middle cerebral artery，MCA）。正式检查从此处开始。

4. 增加取样容积深度，每间隔 5mm 全程检测大脑中动脉的流速。

5. 取样容积深度达到 55mm 时，随着取样容积深度的继续增加，检查者需将注意力转移至识别大脑中动脉与大脑前动脉（anterior cerebral artery，ACA）分叉处的双向血流信号。

6. 该采血多普勒血流信号是识别颞窗可以观察到的其他颅内血管的标志（图 2-1）。

7. 所有颅内血管的识别参数见表 2-1。

8. 眼窗用于评估眼动脉和颈内动脉虹吸段。功率调至最低，同时将探头直接放置在闭合的眼睑上，略向中线倾斜。

9. 取样容积深度设置为 50mm 以定位眼动脉。

10. 增加取样容积的深度达到颈内动脉虹吸段水平时，可以看到频谱多普勒波形特征发生改变。

11. 经枕窗用于评估椎动脉和基底动脉。患者采取坐位或侧卧位，将探头置于颈后正中位置，距离颅底约 2.5cm 处。

12. 探头声束朝向眼眉水平，取样容积深度设置为 60mm 检查同侧椎动脉。

13. 在检查椎动脉过程中，每隔 5～10mm 测量一次椎动脉的多普勒频谱，逐渐将深度增加到 80～120mm 检测基底动脉。

14. 颌下窗用于检测颈内动脉远段，以评估血管是否存在痉挛。探头放置在下颌角下方，声束朝向头部。初始取样容积深度设置为 50mm。

15. 检测颈内动脉远段直至 60～70mm 的深度。

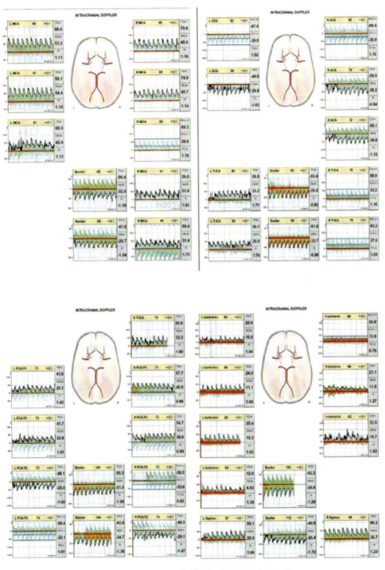

▲ 图 2-1　经颅多普勒（非成像）超声

表 2-1　颅内血管的识别参数

动　脉	探头位置	取样容积深度（mm）	血流方向	与大脑中动脉/大脑前动脉分叉处的空间关系	平均流速正常值（cm/s）
大脑中动脉	颞窗	30~67	朝向探头	相同	55±12
大脑中动脉与大脑前动脉分叉处	颞窗	55~65	双向	—	—
大脑前动脉	颞窗	60~80	背离探头	前、上方	50±11
颈内动脉终末段	颞窗	60~70	朝向探头	下方	39±9
大脑后动脉（P$_2$ 段）	颞窗	60~80	背离探头	后、下方	39±10
大脑后动脉（P$_1$ 段）	颞窗	60~80	朝向探头	后、下方	39±10
眼动脉	眼窗	40~60	朝向探头	—	21±5
颈内动脉虹吸段	眼窗	60~80	背离探头	—	41±11
			双向		—
			朝向探头		47±14
椎动脉	枕窗	60~90	背离探头	—	38±10
基底动脉	枕窗	80~120	背离探头	—	41±10

七、资料储存

1. 所有图像存储在 PACS 中。

2. 在以下水平分别测量平均流速（注意多普勒信号、频谱形态和血流方向）。

(1) 大脑中动脉（MCA）：① 45mm；② 50mm；③ 55mm；④ 60mm；⑤ 65mm。

(2) 大脑前动脉（ACA）：① 65mm；② 70mm。

(3) 大脑后动脉（posterior cerebral artery，PCA）P_1 段和 P_2 段（如果可探及）：70mm。

(4) 眼动脉：45～60mm。

(5) 颈内动脉虹吸段：55～70mm。

(6) 椎动脉：① 60mm；② 65mm；③ 70mm；④ 75mm。

(7) 基底动脉：80～120mm，每隔 5mm 测量 1 次。

(8) 颈内动脉远段：50mm。

八、诊断标准

1. 经颅多普勒超声（transcranial doppler，TCD） 解读标准依赖于血流方向、检测深度、血管内的层级结构和波形特征。

2. 在解读经颅多普勒超声检查时需要理解这些因素

(1) 随着年龄的增长，血流速度会降低，而贫血时血流速度会增加。

(2) 过度换气时血流流速会降低。

(3) 近段或远段阻塞会改变颅内的血流动力学和频谱特征。

3. 颅内狭窄 / 疾病的诊断标准

(1) 病变处较临近正常部位的平均流速增加≥30cm/s。

(2) 存在狭窄后湍流和频谱波形减低。

(3) 存在血管杂音。

(4) 存在"侧支效应"，如其他颅内血管的速度增加或血流方向改变。

4. 血管痉挛的诊断标准　见表 2-2。

表 2-2　血管痉挛的诊断标准

大脑中动脉平均流速	大脑中动脉 / 颈内动脉流速比	血管痉挛程度
<150cm/s	<3.0	正常
150~199cm/s	3.0~4.0	轻度
200~249cm/s	4.0~5.5	中度
≥250cm/s	>5.5	重度

九、经验与教训

1. 使用非成像经颅多普勒判断颅内血管闭塞较为困难，因为其他因素也可能导致无法检测到血管。

2. 在颅外颈动脉严重狭窄的情况下，颅内侧支循环开放，会改变预期的颅内血流动力学。

十、临床相关问题

• 经颅多普勒超声的临床应用价值是什么？

经颅多普勒超声是唯一可以检测到体内自发栓塞的影像学方法。对于筛查无症状患者中脑卒中高风险群体具有重要的临床意义。研究表明，在经颅多普勒超声检查中有栓塞事件影像学证据的无症状患者中，后续患脑卒中的风险显著增加（高达 8 倍）。研究还表明，近期有症状的患者经颅多普勒超声显示的栓塞事件的发生率显著增高，反映了斑块的不稳定程度。经颅多普勒超声还可用于术中监测不稳定斑块引起的栓塞事件；在分流术后检测是否存在血流信号。此外，如果存在脑灌注不足，经颅多普勒超声测量流速还可用于术中调整血压。

参考文献

[1] Byrd SM, Smith WB, Standness, scanning in vascular disorders, transcranial scanning. 2016;9:108–23.

[2] Katz M, Alexandrov AA. Practical guide to transcranial Doppler examinations. Littleton: Summer Publishing; 2003.

[3] Viasys Healthcare. Nicolet TCD tutorial workbook. Nicolet Vascular, Inc. Middleton, WI. 2001.

[4] Ringelstein EB. A practical guide to transcranial Doppler sonography of cerebrovascular disease. Alan R Liss Inc; 1989. p. 75–121.

[5] Arnold BJ, vonReutern GM. Transcranial Doppler sonography. Examination technique and normal reference values. Ultrasound Med Biol. 1986;12(2): 115–23.

[6] Aaslid R, Markwalder TM, Nornes H. Noninvasive transcranial Doppler ultrasound recording of flow velocity in basal cerebral arteries. J Neurosurg. 1982;57:769–74.

[7] Spencer MP. Intracranial carotid arterial diagnosis with transorbital pulsed wave (PW) and continuous wave (CW) Doppler ultrasound. J Ultrasound Med. 1983;Suppl 2:61.

[8] Fujioka K, Kueh K, Sola-Pierce N, Spencer MP. Transcranial pulsed Doppler for evaluation of cerebral hemodynamics. J Vasc Tech. 1989;13:95–9.

[9] Spencer MP, Whisler D. Transorbital Doppler diagnosis of intracranial arterial stenosis. Stroke. 1986;17:916–21.

[10] Adams RJ, Nichols FT, Hess DC. Normal values and physiologic variables. In: Newell D, Aaslid R, editors. Transcranial Doppler. New York: Raven Press; 1992. p. 41–8.

[11] Katz ML, Comerota AJ. Transcranial Doppler: a review of technique, interpretation and clinical applications. Ultrasound Q. 1991;8(4):241–65.

[12] Jones AM. Transcranial Doppler overview. Presented at the 5th annual symposium on advances in diagnosis and evaluation of vascular disease. Einstein / Montefiore Post Graduate Course in Vascular Laboratory Techniques. November 1994.

[13] Schneider A, Rossman ME, Bernstein EF, et al. Noninvasive assessment of cerebral collateral blood supply through the opthalmic artery. Stroke. 1991;22:31–6.

第3章 颞动脉彩色多普勒超声评估
Temporal Artery Duplex Evaluation

Young Kim　Sujin Lee　Drena Root　Scott Manchester　Anahita Dua　著

宋海曼 译　何 文 丁 红 校

71 岁女性患者，有类风湿性关节炎病史，因新发短暂性右眼失明到急诊就诊。体格检查发现其右侧颞动脉有压痛。她还主诉右侧下颌有间歇性紧缩感。非增强头部 CT 结果未见卒中。除红细胞沉降率为 85mm/h 外，血液检查无明显异常。血管外科会诊考虑颞动脉炎（又称巨细胞动脉炎）可能，建议进一步评估和检查。在多普勒超声检查中，该疾病可有哪些表现？

一、目的

评估是否存在与颞动脉炎相关的颞动脉炎性改变。

二、适应证

1. 年龄≥35 岁。

2. 新发局部头痛。

3. 颞部压痛或颞动脉搏动减弱。

4. 红细胞沉降率≥50mm/h。

5. 可疑颞动脉炎。

三、禁忌证 / 局限性

1. 头发、眉毛较多，皮肤厚。
2. 患者无法配合。
3. 患者无法平卧。
4. 血管迂曲。

四、设备

1. 具有多个探头的彩色多普勒超声诊断仪（包括 10～15MHz 线阵探头和 3～8MHz 线阵探头）。
2. 影像存档与 PACS。
3. 超声耦合剂。
4. 毛巾 / 洗脸巾。

五、患者准备

1. 查看既往相关的检查结果。
2. 向患者介绍并简要解释检查的必要性。
3. 获取相关的患者病史（当前症状 / 状况、既往手术史）。
4. 患者仰卧位，头部舒适地躺在枕头上。

六、检查步骤

1. 在开始多普勒检查前，触诊颞动脉脉搏有助于定位颞动脉。
2. 尽可能使用最高频率的探头（可能需要使用超声导声垫）。
3. 从耳郭与面部交汇处开始扫查，颞动脉在此处内径最大，然后向眉毛方向扫查。最好使用横切面进行扫查。
4. 一旦确定了颞动脉的位置，应调整灰阶增益，在扫查对侧时增益应保持一致。
5. 应在横切面及矢状切面上尽可能完整地获取颞浅动脉、额支和顶支的彩色多普勒图像，寻找"晕环征"的证据。"晕环征"为环形增厚的低回声管壁。

6. 使用频谱多普勒在双侧颞动脉的 3 个分支分别获得频谱多普勒频谱波形。多普勒角度≤60°，取样线平行于血管壁，取样容积应尽可能小，以获得最离散的频谱多普勒波形。

7. 对血管全程进行检查，以确保检测到可能引起流速增快的任何病变。

8. 在横断面上测量颞动脉的直径，测量外膜到外膜之间的距离，至少测量颞动脉的 3 个分支。

9. 出现"晕环征"时，可使用探头对血管加压。如果不能完全压瘪，可能是存在动脉炎的另一个标志。

10. 在对侧重复 1～9 的步骤，并进行比较。

七、资料存储

1. 颞动脉 3 个分支的频谱多普勒测量收缩期峰值流速。

2. 颞动脉 3 个分支的直径。

3. 在横切面和纵切面的彩色多普勒图像中，血流信号未充满整个管腔，呈现"晕环征"的证据（图 3-1）。

4. 灰阶超声显示，出现"晕环征"的血管不可压瘪。

5. 记录所有血流增快部分的收缩期峰值流速。

6. 记录所有血流紊乱区域。

八、诊断标准

1. 出现血管壁低回声环形增厚与管壁水肿和炎症相关，称为"晕环征"，这是异常的表现。

2. 异常情况下，"晕环征"厚度至少＞0.3mm。

3. 与对侧相比，颞动脉扩张（直径增加至少＞50%）提示异常。

4. 狭窄部位与临近狭窄前正常管腔的收缩期峰值流速比为 2∶1，提示异常。

5. 如果血管不可压瘪（血管壁完全贴合）（图 3-2），可能是颞动脉炎的标志。

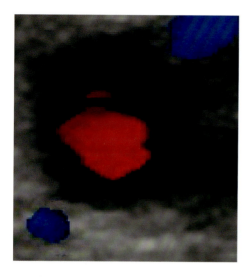

◀ 图 3-1　横切面显示颞动脉管壁呈"晕环征"

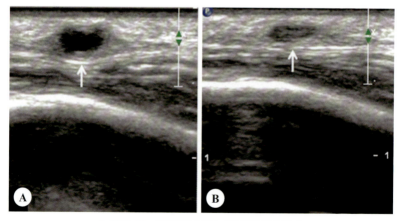

▲ 图 3-2　正常颞动脉加压后可完全贴合

A. 正常血管未加压状态；B. 正常血管加压后管腔变瘪

6. "晕环征"阳性和血管不可压瘪，这两个特征是颞动脉炎的显著阳性标志。

7. 注意：没有"晕环征"并不足以排除颞动脉炎。还需要进一步的"病理"检查来确认颞动脉炎的存在。

九、经验与教训

1. 如果患者已经在服用皮质类固醇（如泼尼松），由于类固醇治疗减轻了颞动脉周围的炎症，多普勒超声检查可能出现假阴性结果。

2. 在进行彩色多普勒增益调节时确保增益不要调节过大，防止血流信号外溢覆盖颞动脉管腔边界。

3. 在患者的耳朵内放置棉球或纱布可以防止耦合剂进入耳道。

十、临床相关问题

• 颞动脉多普勒超声检查的临床应用价值是什么？

颞动脉炎的诊断是根据 1990 年美国风湿病学会确定的一组标准确定的：发病年龄＞50 岁，新发头痛，红细胞沉降率＞50mm/h，颞部触痛和颞动脉活检异常。患者必须具备五项标准中的三项才能被诊断为颞动脉炎。该标准建立以来，超声已成为越来越重要的诊断工具。研究表明，与活检相比超声可能灵敏度更高，因为活检检测的区域有限。当前的文献表明，除非在超声结果不确定的情况下，否则可能不需要进行活检。

参考文献

[1] Chei YW. The halo sign. J Vasc Ultrasound. 2010;34(3):143.

[2] Schmidt W, Draft H, Vorpahl K, et al. Color duplex ultrasonography in the diagnosis of temporal arteritis. NEJ. 1997;337:1336–42.

[3] Meier G, Nelms C. Duplex ultrasound in the diagnosis of temporal arteritis. In: AbuRahma A, Bergan J, editors. Noninvasive vascular diagnosis. A practical guide to therapy. Springer Publishing 2007.

第 4 章　腹主动脉髂动脉多普勒超声检查
Abdominal Aortoiliac Duplex

Young Kim　Sujin Lee　Drena Root　Scott Manchester　Anahita Dua　著

丁　红　译　　张　巍　校

　　69 岁男性患者，有吸烟史（80 包年），由其初级保健医生转诊到血管实验室进行腹主动脉瘤（abdominal aortic aneurysm，AAA）的筛查。他目前没有临床症状，否认动脉瘤家族史。筛查腹主动脉瘤时，该如何选择影像学检查方法？

一、目的

　　评估腹主动脉和髂动脉是否存在动脉瘤；评估血管内修复状态和支架放置情况。

二、适应证

1. 腹部搏动性肿块。
2. 已知其他部位存在动脉瘤。
3. 高血压病史伴腹主动脉瘤家族史且年龄＞50 岁。
4. 腹部杂音。
5. 已知的腹主动脉瘤或髂动脉瘤的随访监测。
6. 主动脉缩窄。
7. 远段存在栓子。
8. 血管介入 / 血管重建术的监测。

9. 吸烟史。

三、禁忌证／局限性

1. 病态肥胖。

2. 肠道气体干扰。

3. 手术切口、开放性伤口或手术敷料遮挡。

4. 患者不能配合检查。

四、设备

1. 配备多种探头的彩色多普勒超声成像仪（包括 1～6MHz 的凸阵探头和 S1～5MHz 的相控阵探头）。

2. 影像存档与 PACS。

3. 超声耦合剂。

4. 毛巾。

五、患者准备

1. 检查前禁食 8h。

2. 回顾所有相关的既往检查结果。

3. 跟患者沟通介绍检查内容，简要解释检查细节。

4. 获取患者相关病史（目前的症状、体征，既往手术史）。

5. 患者采取仰卧位，抬高头部以保持舒适。

六、检查步骤

1. 调节优化增益和显示设置，以获得最佳的灰阶超声和频谱多普勒图像。彩色多普勒超声用于辅助识别血管和血流状态。

2. 自膈肌水平至髂动脉远段进行连续横切面和矢状切面扫查，显示腹主动脉声像图（图 4-1）。

3. 在收缩期达峰值时测量血管的前后径对腹主动脉和髂动脉的直径进行测量（血管一侧外壁至对侧外壁）。

4. 记录动脉瘤与肾动脉（肾上、肾旁、肾下）的位置关系。

5. 在腹主动脉和髂动脉的矢状切面上，获取具有代表性的收缩期峰值的频谱多普勒流速曲线（多普勒夹角≤60°）。

6. 记录所有异常情况（如血栓、夹层、内膜片、壁缺损、狭窄或闭塞）。

7. 在矢状切面和横切面上获得动脉瘤的声像图。

8. 腹主动脉 – 髂动脉支架置入术后的评估包括以下内容。

(1) 通过灰阶和彩色多普勒超声评估血管支架部位有无异常（有无管腔外血流）。

(2) 记录动脉瘤最大横断面直径，评估动脉瘤增大情况。

(3) 评估动脉瘤瘤腔是否存在无回声区或运动 / 搏动区，该征象可能提示存在内漏。

(4) 记录支架内的彩色血流充填情况以判断其通畅度。

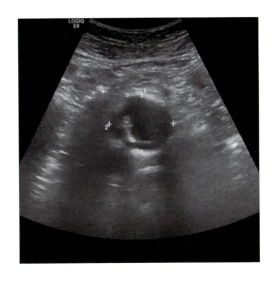

◀ 图 4–1　腹主动脉横切面测量

(5) 获得置入支架及其各个分支的多普勒血流频谱，以评估支架是否存在狭窄、扭曲、扭结或变形。

七、资料存储

1. 所有图像都存储至 PACS。

2. 常规腹主动脉瘤评估包括以下内容。

(1) 灰阶声像图横切面（垂直于腹主动脉长轴）显示和测量血管外壁至外壁的直径，应包括以下内容（图 4-2A）。

① 腹主动脉近段。

② 腹主动脉中段（近肾动脉水平）。

③ 腹主动脉远段（近分叉处）。

④ 髂总动脉分叉处（必要时增加髂外动脉的图像）。

⑤ 测量并记录动脉瘤（若存在）最宽处血管外壁至外壁的直径。

(2) 灰阶声像图纵切面测量以下血管平面（图 4-2B）。

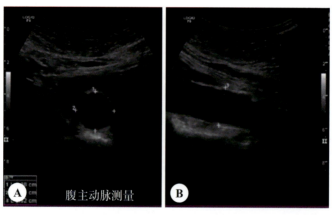

▲ 图 4-2　灰阶声像图在横切面（A）和纵切面（B）测量动脉瘤的声像图

① 腹主动脉近段。

② 腹主动脉中段（近肾动脉水平）。

③ 腹主动脉远段（近分叉处）。

④ 左右髂总动脉。

⑤ 测量并记录动脉瘤（若存在）最宽处血管外壁至外壁直径。

⑥ 必要时增加动脉瘤近段和远段图像。

3. 在以下部位获取频谱多普勒曲线。

(1) 腹主动脉近段（近肾动脉水平）。

(2) 腹主动脉中段。

(3) 腹主动脉远段。

(4) 左右髂总动脉（必要时增加髂外动脉的图像）。

(5) 存在异常时，需增加相应的图像、血流频谱和流速测量。

4. 血管内支架置入后的评估包括以下内容。

(1) 记录动脉瘤最大横断面直径，评估动脉瘤增大情况。

(2) 灰阶和彩色多普勒超声评估支架置入处有无异常。

(3) 灰阶和（或）彩色多普勒超声评估支架内血流是否通畅。

(4) 支架及其各个分支的多普勒血流频谱。

(5) 动脉瘤横切面的彩色多普勒图像并记录是否存在内漏。

(6) 频谱多普勒超声检测动脉瘤腔内支架外所有区域的血流频谱。

　5. 记录动脉瘤以外的异常（如血栓、夹层、内膜片、壁缺损、狭窄或闭塞）。

八、诊断标准

1. 腹主动脉横切面直径与疾病分类见表 4–1。

表 4-1　腹主动脉横切面直径与疾病分类

腹主动脉横切面直径	疾病分类
≤2.0cm	正常
2.1～2.9cm	扩张
≥3.0cm	动脉瘤
髂动脉，2×直径	动脉瘤

2. 彩色多普勒和（或）频谱多普勒超声显示的支架周围的任何血流都提示内漏。

3. 注意支架置入部位的任何异常发现。

4. 狭窄部位与其附近正常节段的收缩期峰值流速比为 2∶1，则提示狭窄程度≥50%。

5. 狭窄部位与其附件正常节段的收缩期峰值流速比为 3∶1，则提示狭窄程度≥75%。

6. 彩色多普勒超声显示血管内支架中无彩色血流信号，则提示血栓形成。

九、经验与教训

1. 彩色多普勒和频谱多普勒超声通常很难显示内漏。为了更全面地观察支架置入物和动脉瘤腔，应同时选择仰卧位和侧卧位进行。增益设置应降低，以更好地显示置入物周围的任何缓慢血流。

2. 内漏分型。

(1) Ⅰ型：血流自支架置入处渗漏至动脉瘤腔。

(2) Ⅱ型：血流自血管分支进入动脉瘤腔。

(3) Ⅲ型：由置入支架的机械故障处渗漏（如支架纤维网上的

洞或孔洞部分分离）。

(4) Ⅳ型：血液因支架置入物的多孔性而流入动脉瘤腔（通常见于术后早期的患者，由于支架的设计原因）。

3. 对带孔洞支架的彩色多普勒和频谱多普勒超声检查应包括动脉分支（如肾动脉、腹腔干、肠系膜上动脉），以确定支架的通畅度、是否存在狭窄或支架周围内漏。

十、临床相关问题

• 腹部彩色多普勒超声在腹主动脉瘤筛查中的临床作用是什么？

美国预防服务工作组建议对 65—75 岁有吸烟史的男性进行腹部多普勒超声检查来筛查腹主动脉瘤。多普勒超声无创，易操作，无辐射和造影剂风险，同时具有高灵敏度和特异度。直径 > 5.5cm 的动脉瘤或直径 > 4cm 且 1 年内增加 1cm 的动脉瘤，需进行手术修复。

参考文献

[1] Cramer MM. Color flow duplex examination of the abdominal aorta: atherosclerosis, aneurysm, and dissection. JVT. 1995;19(5–6):249–60.

[2] Cartier MS. Hints for successful imaging of the abdominal vasculature. JVT. 1995;19(5–6):239–45.

[3] Carter KA. Color duplex ultrasound for the evaluation of endovascular stent grafts following endovascular repair of abdominal aortic aneurysm. JVU. 2005;29(3):137–41.

[4] Kim D, Orron DE, editors. Peripheral vascular imaging and intervention. St. Louis: Mosby Year Book; 1992.

[5] Chaikof, et al. The Society for Vascular Surgery Practice Guidelines on the Care of Patients with an abdominal aortic aneurysm. J Vasc Surg.

2018;67(1):77.e2.

[6]   Rosen RJ, Green RM. Endoleak management following endovascular aneurysm repair. J Vasc Interv Radiol. 2008;19(6 Suppl):S37–43. https:// doi. org/10.1016/j.jvir.2008.01.017. Pubmed citation.

[7]   Kaufman JA, Lee MJ. Vascular and interventional radiology, the requisites. Mosby Inc.; 2004. ISBN:0815143699. Read it at Google Books – Find it at Amazon. Philadelphia, PA.

[8]   Cao P, De Rango P, Verzini F, et al. Endoleak after endovascular aortic repair: classification, diagnosis and management following endovascular thoracic and abdominal aortic repair. J Cardiovasc Surg. 2010;51(1):53–69. J Cardiovasc Surg (Torino) (link) – Pubmed citation.

[9]   Stavropoulos SW, Charagundla SR. Imaging techniques for detection and management of endoleaks after endovascular aortic aneurysm repair. Radiology. 2007;243(3):641–55. https://doi.org/10.1148/ radiol.2433051649. Radiology (full text) – Pubmed citation.

[10] Bashir MR, Ferral H, Jacobs C, et al. Endoleaks after endovascular abdominal aortic aneurysm repair: management strategies according to CT findings. AJR Am J Roentgenol. 2009;192(4):W178–86. https://doi. org/10.2214/AJR.08.1593. Pubmed citation.

[11] Hong C, Heiken JP, Sicard GA, et al. Clinical significance of endoleak detected on follow-up CT after endovascular repair of abdominal aortic aneurysm. AJR Am J Roentgenol. 2008;191(3):808–13. https://doi. org/10.2214/AJR.07.3668. Pubmed citation.

第 5 章 肾动脉多普勒超声检查
Renal Artery Duplex

Young Kim　Sujin Lee　Drena Root　Scott Manchester　Anahita Dua　著
丁　红　译　　宋海曼　校

　　72 岁男性患者，有高血压病史和吸烟史（80 包年），由其初级保健医生转诊至血管门诊。目前使用 4 种降压药物治疗，但血压控制仍不理想。近期因急性肺水肿入院，出院时口服利尿药。为评估其高血压由双侧肾动脉狭窄引起的可能性，应选择什么影像学检查？

一、目的

　　检测是否存在具有血流动力学意义的肾动脉狭窄；显示肾动脉经皮腔内血管成形术的位置、支架或旁路移植手术的通畅性。

二、适应证

1. 高血压（新发、无法控制或现有病情加重）。
2. 无法解释的肾功能衰竭。
3. 肾动脉血管成形术 / 支架术后。
4. 肾动脉旁路移植。
5. 纤维肌性发育不良。

三、禁忌证 / 局限性

1. 患者无法配合检查（如无法耐受检查体位）。

2. 存在肠道气体干扰。

3. 近期外科手术、开放性伤口或大面积的手术敷料遮挡。

4. 肥胖。

四、设备

1. 配备多种探头的彩色多普勒超声成像仪（包括 1～6MHz 的凸阵探头和 S1～5MHz 相控阵探头）。

2. 影像存档与 PACS。

3. 超声耦合剂。

4. 毛巾。

五、患者准备

1. 患者应在检查前禁食 8h。

2. 回顾所有相关的既往检查结果。

3. 跟患者沟通介绍检查内容，简要解释检查细节。

4. 获取患者相关病史（目前的症状、体征，既往手术史）。

5. 患者首先应采取仰卧位，暴露腹部；随着检查的进行患者可能需要改变体位至侧卧位。

六、检查步骤

1. 调节优化增益和显示设置，以获得最佳的灰阶超声图像。彩色多普勒超声用于辅助识别血管和血流状态。

2. 自剑突下方至中腹部的正中线上横切扫查，显示如下解剖标志：腹腔干、肠系膜上动脉、下腔静脉和左肾静脉。

3. 腹主动脉矢状切面，在肠系膜上动脉远段至肾动脉近段水平，采用脉冲多普勒检测获得腹主动脉收缩期峰值流速。该多普勒频谱检测应选择无病变节段，且声束入射角≤60°。

4. 通过彩色多普勒和频谱多普勒在矢状切面显示和评估肾动脉全程，并测量收缩期峰值流速和舒张末期流速（患者可能需要调整体位到侧卧位）（图 5-1）。

5. 分别在肾动脉主干的开口、近段、中段和远段测量收缩期峰值流速和舒张末期流速。

6. 测量肾内弓状动脉（上极、中部、下极）的血流信息，计算阻力指数（resistance index，RI）；在髓质分支处获得具有代表性的 RI。

7. 评估肾动脉任何节段的狭窄，记录流速测值（收缩期峰值和舒张末期值）。

8. 至少测量 2 次肾脏长轴的长度（即上极至下极）。

9. 从肾动脉获得的最高收缩期峰值流速将用于计算肾动脉与主动脉流速的比值。

10. 记录所有发现的其他情况（如肾周积液、肾积水、肾结石、肿块或囊肿、副肾动脉等）。

七、资料存储

1. 所有图像存储至 PACS。

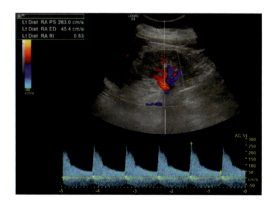

◀ 图 5-1　彩色多频谱多普勒测量肾动脉主干收缩期峰值流速和舒张末期流速

2. 在以下部位获取灰阶和（或）彩色多普勒图像。

(1) 肾动脉水平或近肾动脉水平的腹主动脉。

(2) 肾动脉。

(3) 肾门处的肾动脉和肾静脉。

(4) 灰阶声像图上测量肾上极至下极的肾长度。

3. 在以下部位测量并记录频谱多普勒流速（收缩期峰值和舒张末期流速）。

(1) 腹主动脉（肠系膜上动脉远段和肾动脉近段）。

(2) 肾动脉开口处。

(3) 肾动脉近段。

(4) 肾动脉中段。

(5) 肾动脉远段。

(6) 弓状动脉（上极、中部和下极）。

4. 计算和记录弓状动脉的血流 RI。

5. 计算肾动脉与腹主动脉收缩期峰值流速的比值（以肾动脉最高的收缩期峰值流速作为分子，以肾动脉近段的主动脉收缩期峰值流速作为分母）。如果腹主动脉收缩期峰值流速 ＞100cm/s 或＜40cm/s，使用肾主动脉流速比（renal to aortic ratio，RAR）是不可靠的。

6. 如果肾动脉存在狭窄，则在狭窄处记录流速测值［收缩期峰值流速（peak systolic velocity，PSV）和舒张末期血流速度度］。

7. 如果存在副肾动脉，使用频谱多普勒记录。

8. 如果存在肾动脉支架，记录以下位置的流速。

(1) 支架入口。

(2) 支架近段。

(3) 支架中段。

(4) 支架远段。

(5) 支架出口。

(6) 记录所有支架结构的破坏和（或）狭窄。

9. 肾移植的超声评估应包括以下内容。

(1) 以下部位的灰阶和（或）彩色多普勒图像。

① 移植肾动脉。

② 移植肾静脉。

③ 移植肾及周围区域的灰阶超声图像。

④ 移植肾的纵向长度。

(2) 以下部位的频谱多普勒曲线和流速测量。

① 供体动脉。

② 动脉吻合口。

③ 移植肾动脉近段。

④ 移植肾动脉远段。

⑤ 肾实质 / 肾门处动脉。

⑥ 移植肾静脉（不需要流速测量）。

⑦ 吻合口及附近的肾静脉（不需要流速测量）。

八、诊断标准

1. 正常值

(1) 收缩期峰值流速＜180～200cm/s。

(2) 肾动脉 / 主动脉流速比＜3.5。

(3) RI≤0.80。

2. 显著的血流动力学改变（直径狭窄＞60%）

(1) 收缩期峰值流速＞180～200cm/s。

(2) 肾动脉 / 主动脉流速比≥3.5。

(3) 存在狭窄后湍流。

3. 支架内的血流动力学异常（直径狭窄＞60%）

(1) 收缩期峰值流速＞254cm/s。

(2) 显著的狭窄后湍流。

4. 闭塞

(1) 肾动脉内无多普勒血流信号。

(2) 肾脏长径＜9cm。

5. 阻力指数解读

(1) 正常 RI≤0.80。

(2) RI＞0.80 为异常，提示存在肾实质性病变或经皮肾血管重建术疗效不佳。

九、经验与教训

1. 移植肾通常位于髂窝区域，髂动脉和髂静脉分别作为新的入肾和出肾血管。

2. 狭窄后湍流是反映肾动脉明显狭窄的重要指标。

3. 在纤维肌性发育不良的病例中，肾动脉狭窄多见于肾动脉的中远段。

十、临床相关问题

● **准确获取重复性好的肾动脉多普勒超声数据的障碍是什么？**

肾动脉彩色多普勒超声检查是很好的肾动脉狭窄的筛查方法，其效果优于动脉瘤、动脉夹层及纤维肌性发育不良等其他肾血管疾病。一般来说，患者肥胖、肠道气体干扰和严重的肾实质性疾病导致动脉内阻力异常升高时，准确检测肾动脉具有挑战性。理想的检测应能全面评估肾动脉近段、中段和远段，以及肾脏上极、中部和下极的血流速度和频谱，从而计算出血流 RI。

- 在评估肾动脉狭窄时，肾动脉超声获取的波形具有怎样的生理学解释？

基于彩色多普勒超声判断严重肾动脉狭窄的标准有多个。肾动脉主干 PSV＞200cm/s 伴狭窄后湍流，提示狭窄程度＞60%。肾动脉与主动脉 PSV 比值＞3.5 也可用于定义严重肾动脉狭窄，尽管该比值在一些研究中被证明是不可靠的。多普勒频谱波形圆钝、收缩期上升缓慢可提示近段狭窄。加速时间也可用于评估狭窄程度，从收缩期开始到收缩期达峰值，收缩期上升时间超过 100ms 则提示血流限制性狭窄。对于经验丰富的操作者，彩色多普勒超声检测严重肾动脉狭窄的准确率超过 90%。

参考文献

[1] Standness DE. In: Baker, editor. Renal duplex scanning, Vol. 24. 5th ed. Wolters Kluwer; 2016. p. 349–78.

[2] Rumwell C, McPharlin M. Vascular technology an illustrated review. 5th ed. Pasadena: Davies Publishing; 2015.

[3] Rocha-Singh K, Jaff MR, Lynne KE. Renal artery stenting with noninvasive duplex ultrasound follow-up: 3–year results from the RENAISSANCE renal stent trial. Catheter Cardiovasc Interv. 2008;72(6):853–62.

[4] Strandness DE Jr. The renal arteries. In: Duplex scanning in vascular disorders. 2nd ed. New York: Raven Press; 1993. p. 197–215.

[5] Taylor DC, Kettler MD, Moneta GL, et al. Duplex ultrasound scanning in the diagnosis of renal artery stenosis: a prospective evaluation. J Vasc Surg. 1988;7:363–9.

[6] Hoffman U, Edwards JM, Carter S, et al. Role of duplex scanning for the detection of atherosclerotic renal artery disease. Kidney Int. 1991;39:1232–9.

[7] Martin TL, Nanra RS, Wlodarczyk J, et al. Renal hilar Doppler analysis in the detection of renal artery stenosis. J Vasc Tech. 1991;15:173–80.

第6章 肠系膜动脉多普勒超声检查
Mesenteric Artery Duplex

Young Kim　Sujin Lee　Drena Root　Scott Manchester　Anahita Dua　著

周 航 译　阮骊韬 校

72岁女性患者，被其家庭医生转诊到血管外科诊所，以评估是否患有慢性肠系膜缺血性疾病。在过去6个月里，其体重减轻了22.7kg，并伴有惧食及餐后腹痛。患者未戒烟（40包年），同时有高血压、高脂血症和冠状动脉粥样硬化性心脏病病史。在体格检查中患者出现腹部血管杂音。多普勒超声评估中有哪些表现会支持慢性肠系膜缺血性疾病的诊断？

一、目的

检测是否存在显著血流动力学改变的肠系膜动脉狭窄〔包括腹腔动脉、肝总动脉、脾动脉、肠系膜上动脉（superior mesenteric artery，SMA）和肠系膜下动脉（inferior mesenteric artery，IMA）〕。

二、适应证

1. 新发腹痛和（或）餐后疼痛。

2. 体重明显下降，惧食。

3. 腹部血管杂音。

4. 外科血运重建，肠系膜动脉经皮腔内血管成形术（percutaneous transluminal angioplasty，PTA）/支架术后。

5. 缺血性结肠炎。

三、禁忌证 / 局限性

1. 病态肥胖。

2. 存在腹腔 / 肠道气体。

3. 手术切口、开放性伤口或敷料遮挡。

4. 患者无法配合检查。

四、设备

1. 具有多种探头的多普勒成像仪器（包括 1～6mHz 线阵探头和 S1～5mHz 凸阵探头）。

2. 影像存档与 PACS。

3. 耦合剂。

4. 纸巾。

五、患者准备

1. 患者应于检查前禁食 8h。

2. 查看之前的相关检查。

3. 向患者介绍检查内容并简要解释。

4. 获取相关病史（当前症状 / 状态、既往手术史）。

5. 患者取仰卧位，头部可抬高至 30°。

六、检查步骤

1. 调节增益并优化显示设置，以提供最佳的灰阶和频谱多普勒图像。使用彩色血流成像辅助识别血管和血流紊乱。

2. 探头置于腹正中线横切扫查近段腹主动脉。

3. 在矢状面，于腹主动脉近段无病变区行频谱多普勒检查。

4. 于膈下 1～3cm 处可见腹腔干（celiac artery，CA）起始于腹主动脉前壁（腹腔干及其分支肝总动脉和脾动脉形成"海鸥征"）。

5. 获取腹腔干的频谱多普勒波形并测量收缩期峰值流速。如果流速升高，嘱患者深吸气并屏住呼吸，获取吸气时的腹腔干的频谱多普勒波形，评估是否存在腹腔动脉压迫综合征［适当情况下应在仰卧位和站立位（坐位）扫查］。

6. 识别腹腔干的主要分支，即肝总动脉和脾动脉（由于胃左动脉较细，通常不易扫查）（图 6-1）。

7. 获取肝总动脉和脾动脉近段的频谱多普勒波形。如果出现狭窄，则在更远段获取血流信号以显示狭窄后湍流。

8. 继续横切向下方扫查至腹腔干下方 1～2cm 处的肠系膜上动脉（图 6-2）。

9. 在矢状面获取肠系膜上动脉近段、中段和远段的频谱多普勒波形。

10. 继续横切向下方扫查至肠系膜下动脉，它在腹主动脉分叉

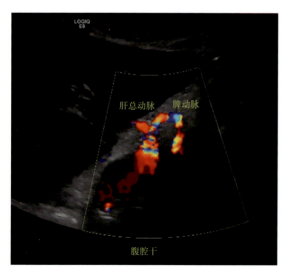

◀ 图 6-1 腹腔干的主要分支扫查

处上方 2～3cm 处横断面的"1—2 点钟"方向。

11. 于肠系膜下动脉近段（矢状面）获取频谱多普勒波形。

七、资料存储

1. 所有图像均存储在 PACS 中。

2. 于以下部位获取灰阶和（或）彩色多普勒图像。

(1) 紧邻腹腔干或肠系膜上动脉的主动脉区域。

(2) 腹腔干。

(3) 肠系膜上动脉。

(4) 肠系膜下动脉。

3. 在以下部位获取频谱多普勒波形。

(1) 紧邻腹腔动脉或肠系膜上动脉的主动脉区域。

(2) 腹腔动脉起始部。

(3) 肝总动脉。

(4) 脾动脉。

(5) 肠系膜上动脉（起始部、近段、中段）。

(6) 肠系膜下动脉。

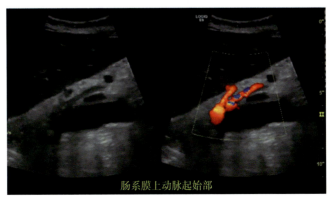

▲ 图 6-2　肠系膜上动脉扫查

(7) 如果存在狭窄，则在狭窄处，以及狭窄处的近段和远段获取频谱多普勒波形。

4. 腹腔动脉压迫综合征〔又称正中弓状韧带综合征（median arcuate ligament syndrome，MALS）〕与动脉粥样硬化疾病的超声检查（图 6-3）。

(1) 仰卧位：对 CA、SMA 和 IMA 进行常规肠系膜血管超声检查。

① 明确 CA 出现最高收缩期峰值流速（peak systolic velocity，PSV）的节段。

② 在 CA 出现最高收缩期峰值流速节段，测量最大吸气时的流速。

③ 在 CA 出现最高收缩期峰值流速节段，测量最大呼气时的流速。

如果仰卧位时 CA 的最高收缩期峰值流速情况如下。

• 最大吸气时流速正常 + 最大呼气时流速正常 = 正常，排除 MALS。处理：无须进一步处理。

• 最大吸气时流速正常 + 最大呼气时流速异常（PSV≥200cm/s）= MALS。处理：无须进一步处理。

• 最大吸气时流速异常（PSV≥200cm/s）+ 最大呼气时流速正常 = 很可能流速测量错误。处理：重复检查。

• 最大吸气时速度异常（PSV≥200cm/s）+ 最大呼气时速度异常（PSV≥200cm/s）= 可能是 MALS 或动脉粥样硬化。处理：嘱患者站立并重复检查。

(2) 站立位：确定与最高收缩期峰值流速相关的 CA 节段。

① 在最大吸气时获取 CA 收缩期峰值流速。

② 在最大呼气时获取 CA 收缩期峰值流速。

如果站立位时 CA 的最高收缩期峰值流速情况如下。

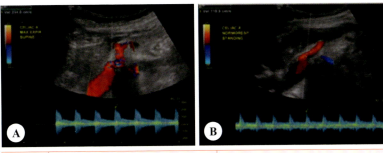

	仰卧位测量 CA			站立位测量 CA		
	最大吸气	最大呼气	处理	最大吸气	最大呼气	初步结果
仰卧位	<200	<200	无	—	—	正常
仰卧位	<200	>200	无	—	—	MALS
仰卧位	>200	>200	站立位	<200	<200	MALS
仰卧位	>200	>200	站立位	>200	>200	动脉粥样硬化狭窄

▲ 图 6-3　**A.** 在最大吸气时获取 **CA** 收缩期峰值流速；**B.** 在最大呼气时获取 **CA** 收缩期峰值流速

CA. 腹腔干；MALS. 腹腔动脉压迫综合征

- 最大吸气时流速正常 + 最大呼气时流速正常 =MALS。

- 最大吸气时流速异常（PSV≥200cm/s）+ 最大呼气时流速异常（PSV≥200cm/s）= 动脉粥样硬化狭窄。

- 最大吸气时流速异常（PSV≥200cm/s）+ 最大呼气时流速正常 = 很可能流速测量错误。处理：重复检查。

八、诊断标准

1. 正常

(1) 腹腔干收缩期峰值流速<200cm/s。

(2) 肠系膜上动脉收缩期峰值流速<275cm/s。

(3) 肠系膜下动脉收缩期峰值流速<275cm/s。

2. 血流动力学显著异常（狭窄直径超过 70%）

(1) 腹腔干收缩期峰值流速＞200cm/s。

(2) 肠系膜上动脉收缩期峰值流速＞275cm/s。

(3) 肠系膜下动脉收缩期峰值流速＞275cm/s。

3. 支架内血流动力学显著异常（狭窄超过 70%）

(1) 腹腔干收缩期峰值流速＞289cm/s。

(2) 肠系膜上动脉收缩期峰值流速＞445cm/s。

4. 闭塞

(1) 腹腔干多普勒信号消失，并且肝总动脉或脾动脉血流方向倒转。

(2) 肠系膜上动脉多普勒信号消失。

(3) 肠系膜下动脉多普勒信号消失。

5. 正中弓状韧带综合征（腹腔动脉压迫综合征）

(1) 如果腹腔干的流速初始测量时升高，但在深吸气后恢复正常，这表明腹腔动脉受到正中弓状韧带的压迫。

(2) 如果腹腔干（仰卧位）的流速初始测量时正常，但在深呼气时升高，提示正中弓状韧带压迫综合征。

(3) 如果腹腔干（仰卧位）的流速测量在吸气和呼气时均升高，但在坐位（站立）位时恢复正常，则提示正中弓状韧带压迫综合征。

(4) 如果流速在仰卧位和坐位（站立）位时测量均升高，提示动脉粥样硬化疾病。

九、临床相关问题

- **空腹和餐后状态下肠系膜血管血流状态的生理学解释是什么？**

正常肠道功能的自我调节机制包括内脏动脉的舒张和收缩，以在空腹和餐后状态下维持内脏血流量。通常情况下，内脏血流量在空腹时占心输出量的 20%～25%，而在进食大量碳水化合物后可增加到 35%。多普勒超声研究显示，相比于餐后时段，空腹状态下肠系膜上动脉的循环阻力较高，这反映出内脏小动脉床的扩张。空腹状态下可能会发生血流倒转，而在餐后状态下则不常见。由于肝血管床的阻力较低，无论是否进食腹腔动脉通常会表现为低阻力。

• **MALS 的机制，以及在评估 MALS 中检查手法的生理学解释是什么？**

MALS 的特征是腹腔干受外部压迫，表现为餐后和运动引起的上腹部疼痛、恶心 / 呕吐、体重减轻和惧食。高达 24% 的患者可能有中弓状韧带的压迫，但通常只有不到 1% 的患者会出现症状。其机制可能是由于过度刺激腹腔神经丛导致内脏血管收缩，从而引起的肠系膜动脉缺血，或是腹腔干受到的机械性压迫导致 SMA 出现逆行血流。还有人认为症状可能是由于韧带压迫腹腔神经丛和神经节引起的神经源性原因。在使用多普勒超声进行评估时，吸气会增加腹腔动脉和韧带之间的距离。而在呼气时，主动脉向头侧移动，导致中弓状韧带压迫腹腔动脉和神经丛。呼气时，血流呈湍流并伴随 PSV 升高通常提示 MALS。

参 考 文 献

[1] Soult M, et al. Duplex ultrasound criteria for in-stent restenosis of mesenteric arteries. J Vasc Surg. 2016;64:1366–72.

[2] Rumwell C, McPharlin M. Vascular technology and illustrated review. 5th ed. Davies Publishing: Pasadena, California; 2015. p. 149–54.

[3] Scovell S, Hamdan A. Celiac artery compression syndrome. In: Collins K, editor. UpToDate. Waltham: UpToDate; 2004. Updated 2020.

第7章 上肢动脉生理试验
Upper Extremity Arterial Physiologic Testing

Sujin Lee Young Kim Drena Root Scott Manchester Anahita Dua 著

黄 瑛 译 罗葆明 校

18岁健壮男性患者，因右臂在用力时感到疲劳来到急诊就医。经询问得知，患者为右利手，在大学棒球队中担任投手。右侧桡动脉搏动可及，但右臂血压较对侧低40mmHg。该患者可能的诊断和首选的影像学检查是什么？

一、目的

评估上肢外周动脉的状态；明确是否存在上肢外周动脉疾病，并评估其严重程度。

二、适应证

1. 手、颈、肩及手臂的疼痛或感觉异常。
2. 位置变化引起的手臂疲劳。
3. 头后部疼痛。
4. 重复性运动导致的职业劳损。
5. 上肢运动受限。
6. 血管介入治疗（重建、旁路、支架）后明确通畅与否。
7. 不易愈合的溃疡。
8. 手指苍白或泛红。
9. 透析通路窃血综合征。

三、禁忌证 / 局限性

1. 开放性伤口、切口或手术敷料遮挡。

2. 存在透析用动静脉瘘或支架。

3. 存在深静脉血栓（deep vein thrombosis，DVT）或浅静脉炎。

4. 既往有乳腺切除术伴淋巴结清扫病史。

5. 无法移除的石膏或支具。

6. 患者无法配合检查（无法控制的震颤）。

四、设备

1. 生理测试系统，如方向敏感的多普勒超声仪，适合各水平检测的袖带，光学体积描记（photoplethysmography，PPG）设备及袖带充气设备，同时具备记录所有波形图和压力的方法。

2. 声学耦合凝胶。

3. 毛巾。

4. 放置头部或手臂的枕头。

5. 影像存档与 PACS。

6. 冰水浴容器（用于雷诺病 / 血管收缩试验）。

五、患者准备

1. 向患者介绍检查内容并简要解释。

2. 获取相关病史。

3. 查看之前的相关检查。

4. 患者处于仰卧位并放松，手臂充分暴露以便放置血压袖带。

5. 为进行充分的血流评估，室内应保持温暖。

六、检查步骤

1. 同时进行双侧检查，除非转诊医生有特殊要求。

2. 气压袖带应紧密放置在上臂（常规为 12cm 袖带）、前臂近段（10cm 袖带）、前臂远段（7cm 跨关节袖带）和示指（2cm 示指袖带）上（图 7-1）。

3. 前臂远段的 7cm 气压袖带应保留足够空间，以便用连续波多普勒超声检测桡动脉和尺动脉。

4. 将 PPG 电极通过胶带或传感器适配器（系统制造商提供）连接到示指。

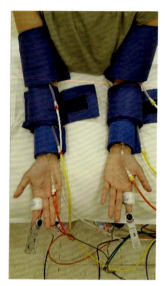

▲ 图 7-1　患者气压袖带应紧密放置在手臂示意

5. 记录脉搏容积从上臂水平至手腕，按顺序充气袖带，最大至 65～70mmHg。在每个水平记录三个心动周期的波形，在示指水平记录 PPG 波形，两侧的增益设置应保持一致。

6. 分段测量多普勒压力：与记录脉搏容积（pulse volume recording，PVR）一样，保持袖带位置不变。使用连续波多普勒探头（通常为 8MHz）在手腕处检测尺动脉脉搏，保持≤60°。在手腕处将 7cm 袖带充气至高于闭塞压 20mmHg，并缓慢放气，直到听到多普勒脉冲。在听到第一个多普勒脉冲和（或）电子显示屏上再次出现脉搏波形时记录压力。探头置于桡动脉处，再次将手腕处的 7cm 袖带充气，随后充气前臂近段处的袖带，重复此过程，记录每个水平的压力。然后将连续波多普勒探头置于肱动脉上，获取肱动脉压力。

7. 手指压力：2cm 袖带置于指根部，PPG 传感器置于指尖。袖带充气直到 PPG 波形消失（变成直线），缓慢放气直到电子显示屏上出现 PPG 波形，记录此时压力（图 7-2）。

8. 胸廓出口综合征试验：患者取坐位，双臂自然放置（通常将双臂置于患者腿上的枕头上），进行常规上肢外周动脉的生理测试。将 PPG 传感器固定在示指尖端，获取静息状态的基线波形图，随后在下述每个位置记录 PPG 波形图（图 7-3）。

(1) 手臂自然中立位。

(2) 手臂外展至 90°。

(3) 手臂外展至 180°。

(4) 手臂保持自然中立位，肩膀后旋（类似军姿）。

(5) 手臂过度外展至 120°，头部先向右转，再向左转。

(6) 对侧重复上述步骤 1～5。

胸廓出口综合征

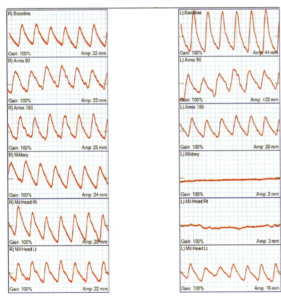

◀ 图 7-2　静息状态的光学体积描记基线波形图

9. 雷诺病 / 血管收缩试验：患者取坐位，双臂自然放置（通常将双臂置于患者腿上的枕头上），进行上肢外周动脉常规生理测试。

(1) 在室温下获取十个手指的 PPG 波形图作为基线数据（图 7-4）。

(2) 如果在基线记录时 PPG 波形异常，则应进行升温试验。

① 双手放在即热包上，用毯子或毛巾包裹 2～3min。

② 在升温后立即获取每个手指的 PPG 波形图。

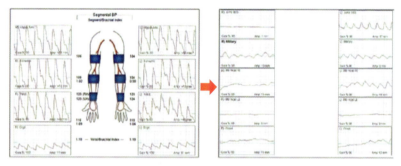

▲ 图 7-3　胸廓出口综合征试验光学体积描记基线波形图

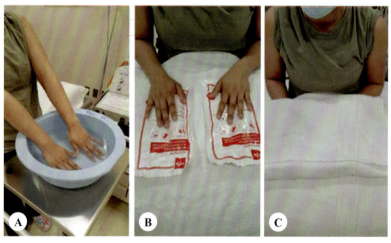

▲ 图 7-4　冷水浸泡和复温雷诺病 / 血管收缩试验示意

(3) 如果在基线记录时 PPG 波形正常或接近正常，则进行冷水浸泡试验。

① 双手放在冰水中约 2min。

② 冰水浸泡后，擦干双手，立即获取每个手指的 PPG 波形图。

③ 自复温 10min 后，再获取每个手指的 PPG 波形图（图 7-5）。

10. 透析通路人工血管 / 内瘘盗血综合征。

(1) 获取透析内瘘上肢的所有手指的静息 PPG 波形图。

(2) 测量至少 2 个手指的静息指压。

(3) 如果 PPG 波形正常，无须进一步测试。

(4) 如果 PPG 波形异常，则由技师手动压迫人工血管 / 内瘘，持续 3～4 个心动周期，测量至少 2 个手指的波形图。

七、资料存储

1. 常规的上肢检查

(1) PVR 波形图。

① 上臂。

复温后可逆的血管收缩

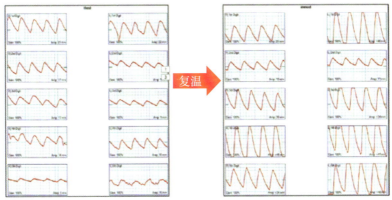

▲ 图 7-5　复温后每个手指的光学体积描记波形图

② 前臂。

③ 腕部。

④ 手指（PPG）。

(2) 分段收缩压。

① 腕部桡动脉压力。

② 腕部尺动脉压力。

③ 前臂桡动脉或尺动脉压力。

④ 肱动脉压力。

⑤ 手指压力（通常是示指）。

2. 胸廓出口试验

(1) 所有常规上肢检查所需的数据。

(2) 下列姿势示指的 PPG 波形图。

① 手臂自然中立位。

② 手臂外展 90°。

③ 手臂外展 180°。

④ 军姿体位。

⑤ 手臂过度外展，向右转头。

⑥ 手臂过度外展，向左转头。

3. 雷诺病 / 血管收缩试验

(1) 所有常规上肢检查所需的数据。

(2) 静息状态下 10 个手指的 PPG 波形图。

(3) 升温后 10 个手指的 PPG 波形图（升温测试适用）。

(4) 冷水浸泡后立即记录 10 个手指的 PPG 波形图（冷水浸泡法适用）。

(5) 自复温 10min 后，获取 10 个手指的 PPG 波形图（冷水浸泡法适用）。

4. 透析通路 / 内瘘盗血综合征

(1) 静息状态下 10 个手指的 PPG 波形图。

(2) 测量至少 2 个手指的静息收缩压。

(3) 手动压迫人工血管/内瘘，测量至少 2 个手指的 PPG 波形图。

八、诊断标准

1. 正常　双侧手臂收缩压差异不超过 10～15mmHg。

2. 异常　双侧手臂收缩压差异≥20mmHg；同侧手臂一个节段到另一个连续节段的收缩压差异≥20mmHg。

3. PVR　波形的变化（尖峰变圆钝，失去重搏切迹）或波形相对振幅的减少，表明存在明显的血流动力学疾病。

(1) 正常：上升支陡直，重搏切迹明显（图 7-6A）。

(2) 轻度：上升支陡直，重搏切迹消失，下降支平缓（图 7-6B）。

(3) 中度：上升和下降支平缓（小慢波），失去重搏切迹，整体振幅降低（图 7-6C）。

(4) 严重：几乎没有上升支或下降支，振幅显著降低或消失（平线）（图 7-6D）。

4. 胸廓出口综合征

(1) 正常：PPG 波形及振幅在任何激发动作下均无改变。

(2) 异常：任一激发动作可致 PPG 波形减低或平缓。

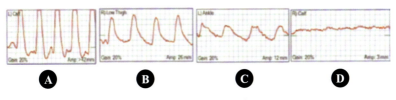

▲ 图 7-6　PVR 波形变化

5. 雷诺试验

(1) 升温试验。

① 可逆的血管收缩 / 雷诺病：升温后 PPG 波形恢复正常。

② 小血管动脉粥样硬化：升温后 PPG 波形无改善。

(2) 冷水浸泡试验。

① 正常：PPG 波形在自复温 10min 内恢复到基线振幅。

② 符合雷诺病 / 血管收缩的异常：PPG 波形在自复温超过 10min 后恢复到基线，或在自复温 15min 后仍未恢复到基线。

6. 透析通路内瘘 / 人工血管盗血综合征

(1) 正常：静息时手指的 PPG 波形正常；无须手动压迫人工血管。

(2) 人工血管窃血阳性：静息时 PPG 波形异常，手动压迫人工血管后恢复正常。

(3) 人工血管窃血阳性伴可能存在的动脉粥样硬化疾病：静息时 PPG 波形异常，手动压迫人工血管后略有改善（未恢复正常）。

(4) 动脉粥样硬化疾病阳性：静息时 PPG 波形异常，手动压迫人工血管后未改善。

九、经验与教训

1. 室内环境温度会对上肢动脉生理试验的结果产生明显影响，特别是在房间温度较低且患者存在潜在的血管收缩性疾病的情况下尤为明显。

2. 除非转诊医生特别要求，在上肢动脉生理试验过程中，通常不包括对透析人工血管的压迫检查。

十、临床相关问题

• **与多普勒超声相比，上肢动脉生理试验有哪些临床应用？**

上肢动脉生理试验可以通过比较腕 – 肱指数和手指压力来区分大动脉与小动脉疾病。如果腕 – 肱指数降低且手指压力较低，则怀疑存在大动脉疾病。如果腕 – 肱指数正常但手指压力异常，则可能是小动脉疾病。尽管无法从多普勒超声检查中获取小动脉疾病的信息，但是两种检查方法都有助于在上肢大血管病变中定位血流受限的部位。

参 考 文 献

[1] Rumwell C, McPharlin M. Vascular technology an illustrated review. 5th ed. Pasadena: Davies Publishing; 2015.

[2] Gornik H, et al. Cleveland clinic non-invasive vascular laboratory protocols + procedures. The Cleveland Clinic Foundation: Cleveland; 2014.

[3] Barnes RW, Wilson MR. Doppler ultrasonic arterial evaluation of arterial disease: a carter SA: hemodynamic considerations in peripheral and cerebrovascular disease. In: Zwiebel WJ, editor. Introduction to vascular sonography. New York: Grune and Stratton; 1986. p. 1–20.

[4] Sumner DS. Measurement of segmental arterial pressure. In: Rutherford RB, editor. Vascular surgery. Philadelphia: WB Saunders; 1984. p. 109–35.

[5] Strandness DE. Peripheral arterial system. In: Duplex scanning in vascular disorders. New York: Raven Press; 1990.

[6] Needham T. Indirect assessment of arterial disease. In: Kupinski AM, editor. Diagnostic medical sonography. The vascular system. 1st ed. Baltimore: Lippincott, Williams and Wilkins; 2012. p. 121–40.

[7] Scissons RP. Physiologic testing techniques and interpretation. Rhode Island: Unetix Educational Publishing; 2003. p. 25–42.

第 8 章　上肢动脉多普勒超声检查
Upper Extremity Arterial Duplex

Sujin Lee　Young Kim　Drena Root　Scott Manchester　Anahita Dua　著

罗葆明　译　黄　瑛　校

　　37 岁男性患者，因 COVID-19 病情危重，目前已行气管插管，并使用多种血管升压药物维持血压。ICU 医护人员注意到，在置入右侧肱动脉导管后（现已拔除），他的右手比左手更凉且呈暗色。上肢动脉多普勒超声检查中的哪些发现可以帮助区分肱动脉血栓与血管升压药引起的动脉痉挛？

一、目的

诊断上肢动脉粥样硬化闭塞性疾病，评估其严重程度。

二、适应证

1. 间歇性运动障碍（手臂活动时疼痛）。

2. 麻木和（或）感觉异常。

3. 血管杂音。

4. 手掌或手指发凉。

5. 发绀。

6. 创伤。

7. 双侧肱动脉血压不一致。

8. 支架置入术后评估。

三、禁忌证 / 局限性

1. 开放性伤口或外科敷料。
2. 静脉输液管的留置。
3. 血管内钙化可能影响多普勒成像和（或）图像评估。

四、设备

1. 配备多种探头的多普勒超声成像设备（包括 7～9MHz 线阵探头、1～6MHz 凸阵探头和 1～4MHz 相控阵探头）。
2. 耦合剂。
3. 毛巾。
4. 影像存档与 PACS。

五、患者准备

1. 回顾所有之前的相关检查。
2. 向患者简要解释检查内容。
3. 获取相关病史（目前症状 / 病情、既往手术史）。
4. 患者处于仰卧位。

六、检查步骤

1. 调节机器的增益和显示设置，以获取最佳的 B 型超声图像。使用彩色多普勒技术辅助识别血管和血流异常。

2. 使用灰阶和（或）彩色多普勒超声及频谱多普勒超声在长轴上评估整个上肢动脉系统。

3. 先显示颈总动脉的横切面，探头向锁骨移动，可以显示锁骨下动脉近段。当探头由于锁骨无法继续向下移动时，可将探头向腹侧倾斜，可显示锁骨下动脉的纵切面，此时频谱多普勒角度约为 60°。

4. 在其余血管中，必须在矢状面夹角≤60°下进行脉冲多普勒检查，并尽量使取样线与血流方向平行。

5. 可以通过将探头纵向置于腋窝到锁骨间的假想线来显示锁骨下动脉的远段和腋动脉。探头标记应指向锁骨。

6. 定位肱动脉、桡动脉和尺动脉的最有效方法是先将探头置于横切面，找到动脉，然后慢慢旋转探头到纵切面。一旦定位，便可在纵切面上追踪扫查动脉全段（图 8-1）。

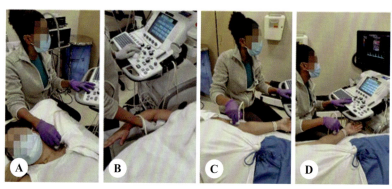

▲ 图 8-1　多普勒超声检查（体位很关键）

7. 通过彩色多普勒信号混叠和流速增加来识别动脉狭窄。

8. 如果存在狭窄，则在狭窄处、狭窄近段、狭窄远段记录收缩期峰值流速。

9. 如果存在支架，则在流入段血管、支架近段、支架中段、支架远段和流出段血管记录收缩期峰值流速。

10. 如果存在旁路移植血管，则在流入段血管、移植血管近端、移植血管中段、移植血管远端和流出段血管（包括吻合口）记录收缩期峰值流速。

七、资料存储

1. 所有图像存储在 PACS 中。

2. 必须记录长轴灰阶图像和（或）彩色多普勒图像，必须包括以下内容。

(1) 锁骨下动脉。

(2) 腋动脉。

(3) 肱动脉。

(4) 桡动脉。

(5) 尺动脉。

(6) 旁路移植血管和（或）支架（如有），包括吻合口。

3. 在矢状面上，记录在以下平面测得的脉冲多普勒收缩期峰值流速。

(1) 锁骨下动脉（近段、中段、远段）。

(2) 腋动脉。

(3) 肱动脉（近段、中段、远段）。

(4) 桡动脉（近段、中段、远段）。

(5) 尺动脉（近段、中段、远段）。

(6) 旁路移植血管和（或）支架（如有），包括近段和远段吻合口及流入和流出动脉。

4. 记录狭窄部位的收缩期峰值流速测量值（在狭窄处、狭窄前和狭窄后）。

5. 记录任何异常的代表图像（如假性动脉瘤、动脉瘤、动静脉瘘）。

6. 记录任何病变的位置。

八、诊断标准

1. 狭窄处与其近心端相邻正常段的收缩期峰值流速比为

2∶1，表示≥50% 的狭窄。

2. 狭窄处与其近心端相邻正常段的收缩期峰值流速比为 3∶1，表示≥75% 的狭窄。

3. 没有彩色信号表示此段动脉闭塞。

4. 收缩期上升缓慢提示近段的病变。

5. 舒张期流速减低提示外周阻力增加及远段病变。

6. 在重度狭窄或闭塞近段出现断续或"水锤"信号。

7. 动脉管径为正常段 2 倍以上的区域定义为动脉瘤。

九、经验与教训

1. 在右锁骨下动脉和右颈总动脉的近段发现显著湍流可能提示无名动脉显著狭窄。

2. 通过使用更小的探头（如 1～4MHz 相控阵探头），可以显示锁骨下动脉近段乃至无名动脉。

十、临床相关问题

- 上肢动脉多普勒超声检查的临床意义是什么？

在临床怀疑上肢大血管血栓或栓塞时，通常会进行上肢动脉多普勒超声检查。急性上肢缺血最常见的原因是心源性栓塞。此时，需进行上肢动脉多普勒超声和超声心动图检查以进一步评估。其他上肢大血管闭塞性疾病的原因包括胸廓出口综合征和锁骨下动脉瘤。手臂缺血可表现为手臂间歇性运动障碍和（或）感觉异常。与下肢缺血不同，由于上肢血管侧支循环广泛和动脉粥样硬化程度较低，上肢缺血很少造成严重后果。然而，许多患者（高达 50%）主诉后期出现神经病变，因此在给予抗凝药物治疗后通常行取栓术。

参 考 文 献

[1] Pellerito J, Taylor K. Peripheral arteries. Clin Diagn Ultrasound. 1992;27:97–112.

[2] Gerhard-Herman M, et al. Guidelines for noninvasive vascular laboratory testing: a report from the American Society of Echocardiography and the Society of Vascular Medicine and Biology. J Am Soc Echocardiogr. 2006;19:955–72.

[3] Buckley CJ, Darling RC, Raines JK. Instrumentation and examination procedures for a clinical vascular laboratory. Med Instrum. 1975;9:181–5.

[4] Raines JK, Darling RC, Buth J, et al. Vascular laboratory criteria for the management of peripheral vascular disease of the lower extremities. Surgery. 1976;79:21–9.

[5] Reidy NC, Walden R, Abbott WM, Greenfield AJ, L'Italien G, Megerman J. Anatomic localization of atherosclerotic lesions by hemodynamic tests. Arch Surg. 1981;116:1041–4.

第 9 章　Allen 试验
Palmar Arch (Allen's) Test

Sujin Lee　Young Kim　Drena Root　Scott Manchester　Anahita Dua　著
罗葆明　译　　黄　瑛　校

> 47 岁男性患者，因胸骨后胸痛到急诊科就诊。相关检查和评估均提示他患有急性心肌梗死，计划接受冠状动脉搭桥手术。判断 Allen 试验如何协助桡动脉作为冠状动脉搭桥的旁路血管使用而不会产生手掌缺血的风险？

一、目的

在选择桡动脉或尺动脉进行旁路手术前、在上肢血液透析造瘘或人工血管手术前，评估手部掌弓通畅性。

二、禁忌证 / 局限性

1. 开放性伤口、切口或外科敷料覆盖。
2. 上肢介入术后。

三、设备

1. 生理测试系统，如方向敏感性多普勒，适用于所有测试水平的适当尺寸的袖带，PPG 设备，袖带发射器，以及记录 / 报告所有波形痕迹和压力的方法。

2. 配备多种探头的超声成像设备（包括 7～9MHz 线性高频探头、10～15MHz 线性高频探头或曲棍球杆型探头）。

3. 耦合剂。

4. 毛巾。

5. 定位枕。

6. 影像存档与 PACS。

四、患者准备

1. 向患者简要解释检查内容。

2. 获取病史。

3. 查看相关检验或检查结果。

4. 患者取坐位，膝上放置枕头，受检侧手臂手腕向上舒适地放在枕头上。

五、检查步骤

1. 默认进行双侧检查，除非开单医生另有说明。

2. 一个 12cm 的气动袖带固定于上臂。

3. 选择连续波换能器（在生理测试单元中），在肱动脉上方形成 45°～60° 夹角，分别记录双臂的收缩压。

4. 使用生理单元上的"手指"设置，记录至少 3 个心动周期中每只手的第一和第五指的光学体积描记波形作为基线数据。

5. 将生理单元的设置更改为"掌弓"，用于 Allen 试验的剩余部分。根据需要调整量程或增益（扫描速度应设置为慢速）（图 9-1）。

6. PPG 传感器放置于患者右手第一指，当技术员用拇指按压患者的桡动脉时，记录波形。

7. PPG 传感器保留在患者右手第一指，当技术员用拇指按压患者的尺动脉时，记录波形。

8. PPG 传感器放置于患者右手第五指，当技术员用拇指按压患者的桡动脉时，记录波形。

桡动脉波形（按压尺动脉）　　　　　尺动脉波形（按压桡动脉）

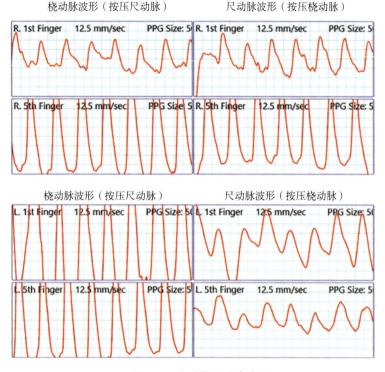

▲ 图 9-1　上肢掌弓动脉波形

9. PPG 传感器保留在患者右手第五指，当技术员用拇指压迫患者的尺动脉时，记录波形。

10. 将 PPG 传感器放置于左手，重复步骤 6～9 中所述的过程。

11. 如果掌弓完整，则在腕关节水平处测量桡动脉横径，即动脉管腔外壁到外壁的距离。

12. 保存 2 张桡动脉的超声图像，一张为彩色或灰阶图像，另一张为脉冲多普勒图像，以记录通畅性。

六、资料存储

1. 双侧肱动脉收缩压。

2. 在无按压时，第一指和第五指的 PPG 基线波形。

3. 按压桡动脉时，双侧第一指和第五指的 PPG 波形。

4. 按压尺动脉时，双侧第一指和第五指的 PPG 波形。

5. 如果掌弓完整，腕关节处桡动脉横径；手腕处桡动脉的彩色多普勒和（或）灰阶和频谱多普勒超声图像，以记录其通畅性。

6. 所有波形、压力和超声图像都记录并存储在 PACS 系统中。

七、诊断标准

1. 按压桡动脉时手指 PPG 波形振幅下降≤50%，按压尺动脉时手指 PPG 波形无明显变化，提示桡动脉优势型，掌弓完整。

2. 按压尺动脉时手指 PPG 波形振幅下降≤50%，按压桡动脉时手指 PPG 波形无明显变化，提示尺动脉优势型，掌弓完整。

3. 按压桡 / 尺动脉导致同侧指血流完全闭塞，提示掌弓不全。

八、临床相关问题

• **Allen 试验的临床意义是什么？**

Allen 试验最初由 Edgar Allen 在 1929 年描述，用于评估掌弓的通畅性，以协助诊断尺动脉血栓闭塞性脉管炎。近期，Allen 试验被用于桡动脉在心脏手术中作为旁路血管，或在有创监测或介入手术中作为穿刺入路，或在重建手术中用于前臂桡侧游离皮瓣之前，评估尺侧侧支血流的通畅性。该试验的灵敏度为 75%，特异度为 82%。总之，这是一项可在床边操作，快速且有价值的研究。

参 考 文 献

[1] Daigle RJ. Techniques in noninvasive vascular diagnosis. 2nd ed. Colorado: Summer; 2002. p. 193–4.

[2] Raines JK. The pulse volume recorder in peripheral arterial disease. In: Bernstein EF, editor. Noninvasive diagnostic techniques in vascular disease. 3rd ed. St. Louis: CV Mosby Co; 1985. p. 568–9.

第 10 章　下肢外周动脉生理检查
Lower Extremity Peripheral Arterial Physiologic Testing

Sujin Lee　Young Kim　Drena Root　Scott Manchester　Anahita Dua　著

阮骊韬　译　　周　航　校

　　84 岁男性患者，有伴外周血管病史，常规门诊随访来院。3 个月前，由于生活习惯受跛行所限，他接受了血管成形术和右侧股浅动脉支架置入术。起初他的症状有所改善，跛行完全缓解。术后一直应用双联抗血小板药物及大剂量他汀类药物治疗，完成训练计划并接受适宜的康复训练。然而，在过去 2 周发现右侧小腿跛行复发，并伴有乏力症状。近期他又开始吸烟。为监测该患者的外周动脉疾病，应选择何种影像学检查？

一、目的

　　下肢生理检查旨在通过确定是否存在疾病、疾病的严重程度和重要疾病的大概位置，帮助确定外周动脉系统的状态。

二、适应证

1. 间歇性跛行。
2. 缺血性足肢溃疡。
3. 缺血性静息痛。
4. 外周动脉搏动消失。
5. 动脉创伤。

6. 指端发绀。

7. 动脉血管重建术后。

8. 已知的外周动脉疾病进展。

三、禁忌证／局限性

1. 急性深静脉血栓。

2. 由于存在骨科固定器件、石膏、手术切口，以及敷料而无法贴近患肢。

3. 病理性肥胖。

4. 不可按压变形的血管。

5. 非自主腿部运动（即不宁腿综合征、帕金森病）。

6. 有截肢既往史。

四、运动踏板试验的禁忌证／局限性

1. 静息状态下即有气短（shortness of breath，SOB）症状。

2. 近期有心肌梗死病史（6 个月内）。

3. 静息状态下肱动脉血压升高［收缩压≥200mmHg 和（或）舒张压≥100mmHg］。

4. 既往做过心脏手术或经皮冠状动脉血管重建术。

5. 少量运动即可引发心绞痛。

6. 静息状态下出现心律失常。

7. 患者无法使用踏板或步态不稳。

8. 患者拒绝在踏板上行走。

9. 踝肱指数（ankle-brachial index，ABI）≤0.3 并伴有肢体缺血的生理性体征（如足趾或足部溃疡）。

五、设备

1. 生理测试系统，如定位灵敏的多普勒诊断仪，可用于所有操作模式的适当尺寸的袖带，PPG 设备，袖带充气器及记录、报告所有波形轨迹和压力的装置。

2. 可以校准并以恒定的速度和坡度运行的踏板（如果进行运动试验）。

3. 声学耦合凝胶。

4. 毛巾。

5. 胶带或 PPG 传感器保持装置。

6. 影像存档与 PACS。

六、患者准备

1. 回顾患者之前的相关检查资料。

2. 告知患者并简要解释检查内容。

3. 获得相关的患者病史（包括患者目前症状 / 病情，既往手术史，是否做过支架 / 搭桥手术）。

4. 指导患者脱去所有衣物，只穿内衣，并穿上医院发放的病号服。

5. 患者取仰卧位，在检查开始前舒适地放松 5min。

七、检查步骤

完整的下肢动脉评估包括脉搏容积记录和节段性多普勒压力测量。当患者的病史、临床检查或症状符合试验条件时，则可以进行运动试验。除非整条下肢已被截肢，否则不完整的下肢动脉评估不适合该检查。

1. 脉搏容积记录　患者保持仰卧位，将气动袖带固定在患者四肢特定部位。袖带可以固定在踇趾、跖骨区域、踝部、小腿（通常是小腿最粗的部位）、大腿的下部和上部，以及上臂。光学体积描记电极通过胶带或传感器适配器（由系统制造商提供）连接到踇趾上。通常，将 2.5cm 的袖带固定在踇趾，7cm 的袖带固定在跖骨区域，10cm 袖带固定在脚踝处，12cm 的袖带固定在小腿、大腿下部和上部。根据患者上肢的臂围，可以使用 10cm 或 12cm 的袖带。所有袖带应当紧密贴合，若袖带太紧，会导致读数偏高；若袖带太松，则会导致读数偏低。袖带从大腿上段到跖骨水平依次充气，最大值为 65～70mmHg。在每个水平记录 3 个心动周期的波形。在踇趾水平记录光学体积描记的波形。

2. 节段性多普勒压力测量　与脉搏容积记录一致，将袖带固定在大腿上。记录双臂的肱动脉收缩压测量值（除外因透析瘘管或乳房切除术而导致的禁忌证）。若双臂血压值相差 10mmHg 及以上，则重新测量血压。测量双臂血压后立即测量双踝血压。由连续波换能器激发脉冲（通常为 8MHz），先放置在胫后动脉上，然后放置在足背动脉上，角度要求低于 60°。袖带充气至高于上臂收缩压 30mmHg 或充气至多普勒动脉音消失。随后将袖带逐渐放气，直至听到第一个脉搏声并记录此时压力值。双侧脚踝处同样按此方法测量。将传感器放置在踝关节处的动脉上，记录最高的踝关节处压力，然后依次在踝部上方（小腿、大腿下端）不同水平获取每一层面的动脉压力值。用上述同样方法获取踇趾处的压力值，记录 PPG 波形从水平到显示脉冲的瞬时压力。

3. 运动踏板试验　静息状态下测量结束后，当患者的病史、临床检查或症状符合试验条件时，将进行运动试验。技术员演示运动踏板试验。患者会被告知，他们将在坡度为 12%，速度为 3.6km/h 的踏板上行走 5min，直至患者出现不适症状停止运动。

在运动期间，要记录患者症状发作的时间、部位，以及严重程度。同时要记录可持续行走的最长时间。如果患者没有出现不适症状，则 5min 之后结束运动。在踏板运动结束后，患者立刻返回检查台，保持仰卧位，在 1min 内测量踝部和手臂的收缩压（测量部位应置于静息时测得最大血压时的相同部位）。计算 ABI，并与静息状态下测量值进行比较。

4. 主动脉缩窄患者的方案（特殊方案）　踏板运动试验以 3.6km/h，12% 的坡度运动 5min，之后再以 7.2km/h，12% 的坡度运动 5min，随后测量 ABI。

5. 腘动脉压闭试验　在静息生理测试完成后，将 PPG 传感器连接到两侧蹞趾上获得静息 PPG 波形轨迹。当 PPG 传感器保持原位时，要求患者将双脚背屈（将足趾向头部抬起），并在患者保持这个姿势时记录 PPG 波形轨迹。随后要求患者将双脚跖屈（将足趾朝向地面），并在患者保持这个姿势时记录 PPG 波形轨迹。对于腘动脉压闭试验也可采用频谱或彩色多普勒检查（参见第 11 章的"腘动脉压闭试验"部分）。

八、资料存储

1. 测量双臂的肱动脉收缩压，并取最高值作为分母来计算 ABI 值。

2. 在双侧大腿、小腿、踝部和经跖骨水平记录具有代表性的脉冲容积记录（pulse volume recording，PVR）（图 10-1）。

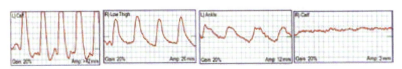

▲ 图 10-1　双侧大腿、小腿、踝部和经跖骨水平记录具有代表性的脉冲容积记录

3. 双侧跗趾有代表性的 PPG 波形图。

4. 双侧大腿、小腿、踝关节和足趾收缩压。在胫后动脉和远段胫前或足背动脉处测量踝关节收缩压（上述部位不能测量则选择腓动脉），取每侧压力最高值作为分子计算 ABI。每侧下肢的 ABI 值由踝部最高收缩压除以肱动脉最高收缩压所获得。

5. 最长步行时间（对于运动部分）。

6. 运动期间出现的症状（如跛行、气短、心绞痛）。

7. 运动终止的原因。

8. 运动后的肱动脉收缩压。

9. 运动后的踝部压力和 ABI 计算（最高踝部压力 / 最高肱动脉压力）。

10. 双侧腘动脉压闭试验的光电容积描记波形图（如果有转诊医生要求）。当足部跖屈或背屈波形完全消失时（平线 PPG），认为达到腘动脉压闭状态。

九、诊断标准

1. 脉搏容积记录　波形轮廓的变化（由尖峰到圆峰，双峰切迹消失）或波形振幅相对减少表明有血流动力学改变的疾病（图10-2）。

(1) 正常：波形急剧上升，有明显的双峰切迹。

(2) 轻度：波形急剧上升，双峰切迹消失，下降逐渐缓慢。

(3) 中度：波形缓慢上升与下降（小慢波），双峰切迹消失，整体振幅下降。

(4) 重度：波形无上升或下降，幅度明显下降或没有振幅（平线描记）。

2. 节段性压力　在不同节段之间的收缩压下降幅度≥20mmHg，表明有血流动力学意义的阻塞。

3. 趾肱指数　趾肱指数（toe-brachial index，TBI）＞0.70 表明血流灌注正常；＜0.40 提示病情严重。ABI 与动脉粥样硬化分级见表 10-1。

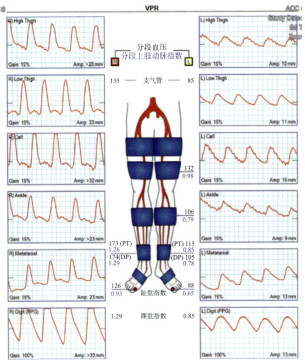

▲ 图 10-2　脉搏容积波形轮廓的变化记录

表 10-1　踝肱指数与动脉粥样硬化分级

踝肱指数	动脉粥样硬化分级
＞0.91	正常
0.81～0.90	轻度
0.41～0.80	中度
＜0.40	重度

十、经验与教训

1. 脉搏容积的记录增益 在获得 PVR 波形跟踪时，首先要设置增益以确保获得有代表意义的大腿处的监测波形。将这个增益设定好后，再评估其他肢体部位时不要改变增益。为了评估动脉粥样硬化的严重程度在不同水平上的变化，所有设置参数必须保持不变。

2. 足趾收缩压 足趾收缩压可以作为评估动脉粥样硬化疾病严重程度的有效指标，特别适用于那些在踝部及以上水平有不可压缩血管的患者。动脉钙化常见于糖尿病患者，通常不发生在毛细血管水平，这使得当 ABI 因伪影而升高或无法计算时，足趾收缩压和趾肱指数可以更准确地评估疾病的严重程度。

十一、临床相关问题

- **影响下肢生理测试临床解读的技术错误有哪些？**

了解血管病理生理学的要素对于准确地对外周动脉粥样硬化疾病患者进行生理检查非常重要。例如，我们之所以用较高的肱动脉压来计算 ABI 是因为肱动脉压代表了全身系统性血压，进而可以解释上肢动脉粥样硬化疾病引起的压力差可能会导致 ABI 过高地评估了动脉粥样硬化程度。另一个常见的错误是未能让患者仰卧一段时间（通常是 5min）以稳定全身系统性血压。这一点很重要，因为血压的测量与血液的密度和加速度，以及静脉压或右心房压力高度直接相关。如果患者没有用足够长的仰卧时间来平衡静脉压力，就会导致全身系统性血压的估测值增高（因为患者没有仰卧，只是坐着或站立，所以静脉压力水平会升高）。

- **运动下 ABI 的诊断意义是什么？**

测血压是测量血液流速的替代方法，因为测血压是无创检查，更容易进行。生理学上基于泊肃叶定律，即流速与管道的压差和半径直接相关，与介质的黏度和管道的长度间接相关。当闭塞性动脉疾病患者行走消耗能量时，下肢动脉的需氧量增加，因此通过增加压差使近段狭窄病变的血流量增加。在运动下的 ABI 测量中，我们发现了运动过程中病变远段血压的下降，压力从静息状态到运动后下降 10～15mmHg 时有临床意义。

- **TBI 的诊断意义是什么？**

踝部的血压通常高于上臂的血压，这是由于血压波形在向远段传播时，由于来自远段动脉小动脉的反向反射波形导致的放大效应。腿部血管腔内压力的增加导致动脉壁重构，进而导致动脉硬化而内径保持不变。由于血管壁厚度增加，踝部收缩压相对于上肢也会发生生理性增加，表现为正常的 ABI 范围（可高达 1.3倍）。当出现由动脉粥样硬化或中层动脉钙化疾病引起的血管钙化时，下肢动脉会变得更加僵硬并且无法压缩，进而引起 ABI 的假性升高。足趾动脉相比胫动脉不易发生钙化，因此足趾血压和TBI 可以反映更精准的足部血流情况。TBI 也被证明可以更好地预测前足的伤口愈合情况。在足趾动脉钙化的情况下，经皮氧分压（transcutaneous oxygen tension，$tcPO_2$）测量将反映更精准的足趾血流情况。

参考文献

[1] Buckley CJ, Darling RC, Raines JK. Instrumentation and examination procedures for a clinical vascular laboratory. Med Instrum. 1975;9:181.

[2] Darling RC, et al. Quantitative segmental pulse volume recorder: a clinical tool. Surgery. 1972;72:873.

[3] Pellerito J, Taylor K. Peripheral arteries. Clin Diagn Ultrasound. 1992;27:97–112.

[4] Gerhard-Herman M, et al. Guidelines for noninvasive vascular laboratory testing: a report from the American Society of Echocardiography and the Society of Vascular Medicine and Biology. J Am Soc Echocardiogr. 2006;19:955–72.

[5] Kempczinski RF, Yao JST. Segmental volume plethysmography: the pulse volume recorder (chapter 7. in practical noninvasive vascular diagnosis. Chicago: Year Book Medical Publishers, Inc.; 1982. p. 105–17.

[6] McCabe C, Reidy NC, Abbott WM, Fulchino DM, Brewster DC. EKG monitoring during vascular lab treadmill testing for peripheral vascular disease. Surgery. 1981;89(2):183.

[7] Macdonald NR. Pulse volume plethysmography. JVT. 1994;18(5):241–8.

[8] Raines JK. The pulse volume recorder in peripheral arterial disease. In: Bernstein EF, editor. Noninvasive diagnostic techniques in vascular disease. 3rd ed. St. Louis: CV Mosby Co; 1985. p. 563–71.

[9] Raines JK, Darling RC, Buth J, et al. Vascular laboratory criteria for the management of peripheral vascular disease of the lower extremities. Surgery. 1976;79:21.

[10] Reidy NC, Walden R, Abbott WM, Greenfield AJ, L'Italien G, Megerman J. Anatomic localization of atherosclerotic lesions by hemodynamic tests. Arch Surg. 1981;116:1041–4.

[11] Rumwell C, McPharlin M. Vascular technology an illustrated review. 5th ed. Pasadena: Davies; 2015. p. 169–70.

[12] Rutherford RB, Lowenstein DH, Klein MF. Combining segmental systolic pressures and plethysmograph to diagnose arterial occlusive disease of the legs. Am J Surg. 1979;138:211.

第 11 章　下肢动脉多普勒超声检查
Lower Extremity Arterial Duplex

Sujin Lee　Young Kim　Drena Root　Scott Manchester　Anahita Dua　著

唐丽娜　陈轶洁　译　　周　青　校

> 52 岁男性患者，有左侧腘动脉瘤病史，前来诊所进行常规随访。值得注意的是，4 年前患者接受了同侧大隐静脉左侧腘动脉（膝下）搭桥手术。在诊所，他主诉左小腿运动时出现新的间歇性跛行症状。以前可触及的左侧足背动脉搏动，现在只能通过手持多普勒检测到。目前，首选的影像学检查是什么？

一、目的

评估下肢动脉的通畅性；识别可能影响下肢循环的血流动力学和解剖异常，并定位可矫正的异常。

二、适应证

1. 生理反应测试异常。

2. 下肢出现杂音或震颤。

3. 反复间歇性跛行症状或先前可触及的脉搏消失。

4. 缺血性溃疡愈合延迟。

三、禁忌证 / 局限性

1. 开放性伤口或切口触痛。

2. 血肿。

3. 感染。

4. 明显肥胖。

5. 金属缝合钉。

6. 血管内钙化可能限制多普勒和（或）影像学评估。

四、设备

1. 配备多种探头的多普勒成像设备（包括 7～9MHz 线阵探头和 1～6MHz 凸阵探头）。

2. 生理测试系统，如方向敏感的多普勒超声仪器，适用于各水平检测的袖带，PPG 设备，袖带充气设备，同时具备记录 / 报告所有波形图和压力的方法。

3. 声学耦合剂。

4. 影像存档与 PACS。

5. 毛巾。

五、患者准备

1. 查看相关的既往检查。

2. 向患者介绍并简要解释检查内容。

3. 获取相关病史（当前症状 / 状况，既往手术史）。

4. 将患者置于仰卧位。

六、检查步骤

1. 应优化设备增益和显示设置，以提供最佳的 B 超图像。使用彩色多普勒有助于识别血管和血流异常。

2. 使用灰阶和（或）彩色多普勒及脉冲多普勒评估整个下肢动脉系统的长轴图像。

3. 脉冲多普勒必须在≤60°的矢状面角度获取，保持光标与血流平行。

4. 通过彩色混迭和流速增加可以识别狭窄病变。

5. 如果存在狭窄，则记录狭窄处，以及狭窄近段和远段的收缩期峰值流速。

6. 通过双臂测量上肢肱动脉收缩压，并使用两个中较高的一个作为计算踝肱指数（ABI）的分母。

7. 获取双侧跖动脉收缩压。跖动脉收缩压测量于胫后动脉和远段胫前动脉/足背动脉（或在无上述动脉时测量腓动脉），并使用每侧两个压力中的较高者作为计算 ABI 的分子。

8. 腘动脉压闭试验：完成静息多普勒检测（如上所述）后，可将患者置于仰卧位，踝部略微抬高，双脚悬挂于检查台边缘，使小腿肌肉放松。在矢状面评估腘动脉，在近段、中段和远段获取频谱和彩色多普勒图像。记录腘动脉的收缩期峰值流速。在探头保持不动的情况下，要求患者背屈其足（将足趾向头部抬起），记录患者保持此姿势时腘动脉的频谱多普勒速度。接下来，要求患者跖屈其足（将足趾推向地面），并在患者保持这个姿势时记录频谱多普勒速度。腘动脉压闭试验的测试也可以使用 PPG 测试进行（见下肢腘动脉压闭试验生理测试）。

七、资料存储

1. 所有图像都存储在 PACS 系统上。

2. 必须记录长轴灰阶图像和（或）彩色多普勒图像，并包括以下内容。

(1) 股总动脉。

(2) 股浅动脉。

(3) 股深动脉近段。

(4) 腘动脉。

(5) 主动脉、髂总动脉和髂外动脉，以及胫动脉（适当时）。

(6) 旁路移植物和（或）支架（如有）包括吻合口。

3. 在矢状面获取以下水平的脉冲多普勒图像，记录收缩期峰值流速。

(1) 股总动脉（近段、中段、远段）。

(2) 股深动脉（近段）。

(3) 股浅动脉（近段、中段、远段）。

(4) 腘动脉（近段、中段、远段）。

(5) 胫前动脉（近段）。

(6) 胫后动脉（近段）。

(7) 腓动脉（近段）。

(8) 主动脉、髂总和髂外动脉（适当时）。

(9) 旁路移植物和（或）支架（如有），包括近段和远段吻合口，以及流入和流出动脉。

4. 任何狭窄情况都应记录狭窄处、近段和远段的收缩期峰值流速。

5. 必须记录任何异常的代表性图像（如假性动脉瘤、动静脉瘘、动脉瘤）。

6. 必须记录任何病变的位置。

7. 静息 ABI（通过将每条下肢中最高的跖动脉收缩压除以最高的肱动脉收缩压计算得出）。

八、诊断标准

1. 狭窄部位与其最接近正常段之间的峰值收缩速度比为 2：1，表示狭窄程度≥50%。

2. 狭窄部位与其最接近正常段之间的峰值收缩速度比为

3：1，表示狭窄程度≥75%。

3. 动脉段内彩色多普勒信号缺失表示闭塞。

4. 收缩期上升延迟暗示更近心端的病变。

5. 舒张期血流减少表明外周阻力，并暗示远段病变。

6. 在高度狭窄或闭塞的近段发现断续或"水锤"信号。

7. 脉搏容积记录：波形轮廓的变化（尖峰变为圆峰，消失的重搏波）或相对波形幅度的下降表明血流动力学上严重的疾病。

8. 节段压力：收缩压在各水平之间下降≥20mmHg 表明血流动力学上严重的梗阻。ABI 与动脉粥样硬化疾病的分类见表 11-1。

表 11-1　踝肱指数与动脉粥样硬化疾病的分类

踝肱指数	动脉粥样硬化疾病的分类
>0.91	正常
0.81~0.90	轻度疾病
0.41~0.80	中度疾病
<0.40	重度疾病

9. 腘动脉压闭试验　彩色血流消失和频谱多普勒波形在足背屈或跖屈时完全消失，表示腘动脉压闭试验。腘动脉在足跖屈或足背屈时相比静息速度 2：1 或 3：1，同样提示腘动脉压闭试验。

九、经验与教训

1. 如果在股总动脉水平发现任何异常（单相多普勒波形、湍流、低峰值收缩速度或高加速时间），应考虑进一步对髂动脉和主动脉成像。作者机构使用股总动脉的加速时间＞144ms（由成像方式计算）作为指示更近段（髂动脉）显著狭窄的指标，需要进一步研究。

2. 在使用标准 7～9MHz 探头评估股总动脉近段，以及胫动脉时，如遇到困难，可使用凸阵 1～6MHz 探头。

十、临床相关问题

• **下肢多普勒超声与 ABI/PVR 相比有什么诊断价值？**

多普勒超声检查可以比使用 ABI 和 PVR 的非侵入性生理测试提供更详细的血流特征评估。多普勒超声可以展示疾病的自然历程，包括疾病的进展和对干预的反应，以及狭窄或闭塞性疾病部位的图谱。例如，多普勒超声的多个特征可能提示显著狭窄，包括与邻近正常段相比 PSV 增加，彩色多普勒上的镶嵌血流模式，以及提示狭窄后湍流的频谱展宽。在许多情况下，限制血流的动脉粥样硬化斑块是不规则和钙化的，这可能导致声影并可能降低横截面积测量的准确性。

• **哪些常见的技术错误可能影响多普勒超声的临床解释？**

1. 频谱展宽伪影　频谱展宽技术上是狭窄血流模式的临床征象，但由于技术错误，它可能被人为引入。当目标通过采样容积时，多普勒角度会随着目标的每个位置变化，从而产生一系列多普勒频移，进而导致频谱展宽（如狭窄后湍流中所见）。然而，频谱展宽取决于入射角，当角度接近 90° 时，展宽变得更加严重。这可以通过将声束方向调整至＜60° 来矫正。

2. 多普勒增益设置错误　增益设置过高会降低速度包络的质量，并类似频谱展宽，从而错误地表示狭窄后的湍流。这可以通过微调增益来校正，以获得清晰的速度包络。

3. 速度范围错误 设置过高的速度范围可能会阻止低速血流的显示，在这种情况下，通畅的血管可能会错误地显示为血栓形成。当速度范围设置过低时，可能会发生混迭现象，即多普勒信号的频率超过 Nyquist 采样率（1/2 脉冲重复频率），从而导致方向性模糊。彩色多普勒混迭通常指的是血管中央部分的不同颜色，这可能会错误地暗示流向逆转，而实际上它表示的是更高的中心流速（考虑到血液通过血管时的层流模式）。这可以通过调整彩色增益来校正。

4. 镜像伪影 当被检查的血管邻近高反射表面（如肺旁的锁骨上区和肝脏的膈下区）时，镜面伪像常见。在成像屏幕上，它可能看起来像是同一个血管的两个相同图像，一个紧挨着另一个。

参 考 文 献

[1] Pellerito J, Taylor K. Peripheral arteries. Clin Diagn Ultrasound. 1992;27: 97–112.

[2] Gerhard-Herman M, et al. Guidelines for noninvasive vascular laboratory testing: a report from the American Society of Echocardiography and the Society of Vascular Medicine and Biology. J Am Soc Echocardiogr. 2006;19:955–72.

[3] Buckley CJ, Darling RC, Raines JK. Instrumentation and examination procedures for a clinical vascular laboratory. Med Instrum. 1975;9:181.

[4] Raines JK, Darling RC, Buth J, et al. Vascular laboratory criteria for the management of peripheral vascular disease of the lower extremities. Surgery. 1976;79:21.

[5] Reidy NC, Walden R, Abbott WM, Greenfield AJ, L'Italien G, Megerman J. Anatomic localization of atherosclerotic lesions by hemodynamic tests. Arch Surg. 1981;116:1041–4.

[6] Di Marzo L, Cavallaro A, et al. Diagnosis of popliteal artery entrapment syndrome: the role of duplex scanning. J Vasc Surg. 1991;13:434–8.

[7] Burnham SJ, Jaques P, Burnham CB. Noninvasive detection of iliac artery stenosis in the presence of superficial femoral artery obstruction. Journal of Vascular Surgery, 1992;16(3):445–52.

第 12 章 下肢动脉旁路术后多普勒超声检查
Lower Extremity Bypass Duplex

Sujin Lee　Young Kim　Drena Root　Scott Manchester　Anahita Dua　著

周　青　译　　唐丽娜　陈轶洁　校

　　56 岁男性患者，有外周动脉疾病史，定期来门诊随访。该患者 2 年前因限制生活方式的重度间歇性跛行接受了股 – 腘动脉旁路手术，使用同侧大隐静脉（great saphenous vein，GSV）作为桥血管。术后初期，其症状有所缓解，跛行完全消失。自手术后，患者一直服用阿司匹林、高剂量他汀类药物，并坚持进行锻炼。然而，近 2 周来，患者发现在进行体力活动时右小腿再次出现跛行症状。此外，患者近期重新开始吸烟。为评估旁路移植并发症，首选的影像学检查方法是什么？

一、目的

　　旨在评估下肢动脉旁路移植物和（或）支架 / 血管成形术后的通畅情况。通过识别可能影响移植物 / 支架功能或威胁其长期通畅性的血流动力学与解剖学异常，并确定这些异常中可被纠正的部分。

二、适应证

1. 异常的生理测试。
2. 沿移植血管路径出现杂音或震颤。

3. 间歇性跛行症状复发，或先前可检测到的脉搏丧失。

4. 动脉重建术后，缺血性溃疡愈合时间延长。

三、禁忌证 / 局限性

1. 开放性伤口或手术切口的触痛。

2. 血肿形成。

3. 感染可能。

4. 明显的肥胖状况。

5. 金属缝合钉。

四、设备

1. 配备多种探头的多普勒成像设备，其中包括频率为 7～9MHz 的线阵探头及频率为 1～6MHz 的凸阵探头。

2. 生理测试系统，如方向敏感的多普勒技术，适配各测试水平的合适尺寸袖带，PPG 设备，袖带充气机，以及用于记录与报告所有波形轨迹和压力值的方法。

3. 声学耦合剂。

4. 影像存档与 PACS。

5. 毛巾。

五、患者准备

1. 重新审视先前所有相关的检查结果。

2. 向患者介绍，并对其即将接受的检查进行简要说明。

3. 收集患者相关病史信息（目前的临床症状或疾病状态，既往接受的外科治疗情况）。

4. 确保患者处于仰卧姿势以便进行检查。

六、检查步骤

1. 应调整设备增益与显示设置，以获取最优的 B 超图像。利用彩色多普勒成像辅助识别血管及血流异常。

2. 通过彩色多普勒技术追踪移植血管全程。

3. 使用脉冲波多普勒成像在矢状面评估移植血管，确保测量角度不超过 60°，且光标与血流方向保持一致。

4. 采用彩色多普勒与脉冲多普勒技术评估血流流入与流出情况。

5. 狭窄性病变可通过彩色混迭和流速增快来识别。

6. 若检测到狭窄，需记录狭窄部位及其近远段的收缩期峰值流速。

7. 所有对支架进行的检查，需包括流入、流出及任何重叠区域。

8. 测量静息状态下的 ABI（见第 10 章）。

七、资料存储

1. 所有影像资料均通过 PACS 进行储存。

2. 在以下解剖层面获取长轴灰阶图像和（或）彩色多普勒图像。

(1) 股总动脉。

(2) 股浅动脉。

(3) 股深动脉近段。

(4) 腘动脉。

(5) 包括吻合部位的旁路移植血管（采用灰阶和彩色多普勒技术）。

(6) 包括固定位点的支架（采用灰阶和彩色多普勒技术）。

(7) 主动脉、髂总动脉、髂外动脉及胫动脉（视情况而定）。

3. 在矢状面上，通过脉冲多普勒技术，我们采集了不同位置（旁路血管）的收缩期峰值流速图像，包括以下内容。

(1) 移植血管流入道，即近段吻合术附近的原血管部位。

(2) 近段吻合口。

(3) 近段移植血管。

(4) 中部移植血管。

(5) 远段移植血管。

(6) 远段吻合术附近区域。

(7) 远段吻合处。

(8) 流出道（原血管）。

4. 在矢状面上，通过脉冲多普勒技术在不同位置（支架）采集的收缩期峰值流速图像如下。

(1) 支架流入血流，即原生血管紧邻近段固定点的区域。

(2) 支架近段固定点。

(3) 支架中部区域。

(4) 支架远段固定点。

(5) 流出道（原生血管）。

5. 对于任何狭窄情况，均通过在狭窄部位及其近段和远段测量收缩期峰值流速来进行记录。

6. 记录任何异常情况的典型影像（如假性动脉瘤、动静脉瘘、支架塌陷或断裂）。

7. 测量任何病变的具体位置和长度。

8. 记录静息状态下的 ABI（见第 10 章）。

八、诊断标准

1. 在移植血管 / 支架内部未观察到斑块存在，同时收缩期峰值流速未见增加，表明移植血管保持通畅，血流动力学表现正常，属于正常的检查结果。

2. 尽管在移植血管 / 支架内部发现有斑块，但由于收缩期峰值流速未出现升高，因此可以判断不存在血液动力学上显著的狭窄现象，仅显示出轻度动脉粥样硬化改变。

3. 当狭窄部位的收缩期峰值流速与近段正常血管的流速比达到 2 : 1 时，表明狭窄程度至少 > 50%。

4. 若该流速比增至 3 : 1，则表示狭窄程度至少为 75%。

5. 移植血管或支架内部缺乏彩色血流信号通常意味着存在闭塞或血栓形成。

6. 收缩期血流延迟上升可能指示近心端病变存在。

7. 舒张期血流减少反映了外周血管阻力的增加，通常意味着远心端存在病变。

8. 在高度狭窄或完全闭塞的近段，可观察到断续的或类似"水锤"的多普勒信号（图 12-1）。

9. ABI 与粥样硬化程度分级见表 12-1。

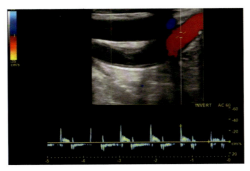

▲ 图 12-1　远段狭窄，舒张期血流缺失

表 12-1　踝肱指数与粥样硬化程度分级

踝肱指数	粥样硬化程度分级
＞0.91	正常
0.81～0.90	轻度
0.41～0.80	中度
＜0.40	重度

九、经验与教训

1. 若在股总动脉水平发现异常现象（例如，单相多普勒波形、湍流、较低的收缩期峰值流速或较长的血流加速时间），则应考虑进一步对髂血管及主动脉进行深入检查。本机构将股总动脉的加速时间超过 144ms（通过成像技术计算得出）作为指标，认为可能存在近段（如髂动脉）的显著狭窄，尚需进一步验证。

2. 在标准 7～9MHz 探头使用比较困难时，可采用 1～6MHz 的凸阵探头来评估股总动脉近段部分及胫部血管。

3. 动脉内钙化（表现为高亮度、高回声的沉积物）可能导致声影，从而影响血管的准确评估，并可能导致对血流状态的错误解读（图 12-2）。

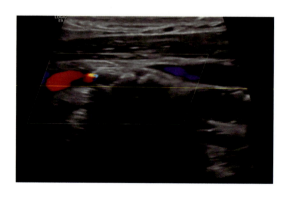

◀ 图 12-2　动脉斑块伴广泛钙化声像图

十、临床相关问题

• 如何通过多普勒超声帮助对下肢旁路移植患者进行风险分层？

多普勒超声结合生理检测常用于下肢静脉旁路移植患者的风险分层（表 12-2）。具体而言，若收缩期峰值流速（peak systolic velocity，PSV）值＞180cm/s 且速度比＞2cm/s，同时 ABI 未见变化，则表明存在至少 50% 的狭窄。高风险静脉移植的特征包括 PSV＞300cm/s、速度比＞3.5cm/s，以及移植血管流速＜45cm/s。移植血管流速＜45cm/s 尤其重要，因为这显著增加了移植血管血栓形成的风险。此类患者通常需要接受抗凝和抗血小板治疗，以降低血栓形成的风险。对于假体移植血管，PSV＞300cm/s 且移植血管中段流速＜60cm/s 是移植失败的预测指标。

表 12-2　多普勒超声检测下肢旁路移植患者的风险分层

风险等级	狭　窄	收缩期峰值流速（cm/s）	速度比	移植血管流速（cm/s）
最高	＞70% 狭窄伴移植血管低流速	＞300	＞3.5	＜45
高	＞70% 狭窄	＞300	＞3.5	＞45
中等	50%～70% 狭窄	180～300	＞2.0	＞45
低	＜50% 狭窄	＜180	＜2.0	＞45

参 考 文 献

[1] Pellerito J, Taylor K. Peripheral arteries. Clin Diagn Ultrasound. 1992;27:97–112.

[2] Gerhard-Herman M, et al. Guidelines for noninvasive vascular laboratory

testing: a report from the American Society of Echocardiography and the Society of Vascular Medicine and Biology. J Am Soc Echocardiogr. 2006;19:955–72.

[3] Buckley CJ, Darling RC, Raines JK. Instrumentation and examination procedures for a clinical vascular laboratory. Med Instrum. 1975;9:181.

[4] Raines JK, Darling RC, Buth J, et al. Vascular laboratory criteria for the management of peripheral vascular disease of the lower extremities. Surgery. 1976;79:21.

[5] Reidy NC, Walden R, Abbott WM, Greenfield AJ, L'Italien G, Megerman J. Anatomic localization of atherosclerotic lesions by hemodynamic tests. Arch Surg. 1981;116:1041–4.

[6] Burnham SJ, Jaques P, Burnham CB. Noninvasive detection of iliac artery stenosis in the presence of superficial femoral artery obstruction. Journal of Vascular Surgery. 1992;16(3):445–52.

第 13 章 下肢动脉瘤评估
Lower Extremity Arterial Aneurysm Evaluation

Drena Root Scott Manchester Young Kim Sujin Lee Anahita Dua 著

张超学 译 吴 蓉 校

52 岁男性患者，有外周动脉疾病史，诊断性血管造影术后 4 天就诊于急诊科。主诉左腹股沟区疼痛、肿胀，有瘀斑。查体：腹股沟区穿刺部位触及一搏动性肿块，周围皮肤有瘀斑。患者血流动力学稳定。此前血管造影通过左侧股动脉进行，术后通过手动压迫腹股沟结束穿刺。对于这名患者，选择哪种影像检查最合适？

一、目的

评估股动脉和腘动脉是否存在动脉瘤。

二、适应证

1. 搏动性肿块。
2. 已知其他部位存在动脉瘤。
3. 远段栓塞的证据。

三、禁忌证 / 局限性

1. 手术切口、开放性伤口、手术敷料或石膏。
2. 患者无法配合检查。
3. 肥胖。

四、设备

1. 具备各种探头功能的彩色多普勒成像设备（包括 7～9MHz 线阵探头和 1～6MHz 凸阵探头）。

2. 可调节检查床。

3. 超声耦合剂。

4. 影像存档与 PACS。

5. 毛巾。

五、患者准备

1. 回顾此前所有相关检查。

2. 向患者介绍并简要解释检查内容。

3. 获取相关病史（当前症状及体征）。

4. 嘱患者仰卧位，下肢稍外旋。

六、检查步骤

1. 应优化设备增益和显示设置，以提供最佳的二维灰阶和彩色频谱多普勒图像。使用彩色多普勒成像帮助识别血管壁和血流动力学改变。

2. 首先在横断面观察，然后在矢状面评估远段股总动脉、股浅动脉、股深动脉和腘动脉。

3. 获取动脉最宽部分的前后外壁到外壁的横截面直径。

4. 在动脉瘤的近段和远段进行类似的测量。

5. 在矢状面获取动脉瘤的长度。

6. 在矢状面获取收缩期峰值流速的频谱多普勒波形，以显示通畅性（多普勒角度≤60°）。

7. 记录其他异常情况（如血栓、夹层、管壁缺陷、狭窄或闭塞）。

七、资料存储

1. 所有图像存储在 PACS 中。

2. 获取以下水平的双侧二维灰度和（或）彩色多普勒图像的横截面和纵向直径测量值。

(1) 股总动脉远段。

(2) 股动脉近段。

(3) 股动脉中段。

(4) 股动脉远段。

(5) 腘动脉近段。

(6) 腘动脉中段。

(7) 腘动脉远段。

(8) 任何动脉瘤最宽部分的外壁到外壁测量值。

(9) 任何动脉瘤的矢状长度测量值。

3. 在以下水平获取频谱多普勒波形。

(1) 股总动脉远段。

(2) 股动脉近段。

(3) 股动脉中段。

(4) 股动脉远段。

(5) 腘动脉近段。

(6) 腘动脉中段。

(7) 腘动脉远段。

(8) 任何狭窄区域（收缩期峰值流速）。

4. 应报告动脉瘤内的层状血栓，以及血管腔内通畅区域的直径。

八、诊断标准

1. 股动脉或腘动脉的横截面直径测量值≥1.5cm，或某段动脉的直径是邻近段直径的 2 倍，即可诊断为动脉瘤。

2. 任何狭窄部位与其前最近正常段的收缩期峰值流速比为 2∶1，表示狭窄程度≥50%。

3. 任何狭窄部位与其前最近正常段的收缩期峰值流速比为 3∶1，表示狭窄程度≥75%。

4. 动脉瘤内无彩色信号表示血栓形成（图 13-1）。

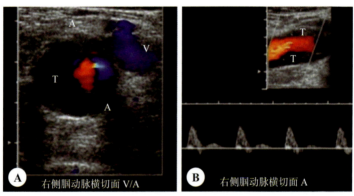

▲ 图 13-1　动脉瘤彩色多普勒血流显像及频谱多普勒

A. 横断面彩色多普勒超声；B. 矢状面脉冲和彩色多普勒超声。A. 动脉；V. 静脉；T. 血栓

附：医源性血管损伤 / 搏动性肿块（假性动脉瘤 / 动静脉瘘）的评估

一、目的

导管插入术、血运重建或透析瘘管置入后搏动性肿块和（或）疼痛的鉴别诊断。评估区域是否存在额外的解剖性肿块或明显的血流紊乱。

二、适应证

1. 动脉创伤后出现搏动性肿块。

2. 新出现或原因不明的杂音。

三、禁忌证 / 局限性

1. 肥胖。
2. 剧痛。
3. 手术或开放性伤口及敷料。
4. 患者无法配合检查。

四、设备

1. 具备各种探头功能的彩色多普勒成像设备（包括 7～9MHz 线阵探头和 1～6MHz 凸阵探头）。
2. 可调节检查床。
3. PACS。
4. 医用超声耦合剂。
5. 毛巾。

五、患者准备

1. 回顾此前所有相关检查。
2. 向患者介绍并简要解释检查内容。
3. 获取相关病史（当前症状 / 体征，近期手术史）。
4. 嘱患者仰卧位，下肢稍微外旋（下肢检查时）。
5. 将患者的手臂置于舒适的位置，使检查区域易于技术人员操作。

六、检查步骤

1. 应优化设备增益和显示设置，以提供最佳的灰阶图像。

使用彩色多普勒成像帮助识别血管和血流动力学变化。

2.在横断面和矢状面评估通路上方和下方的整个区域。

3.如果存在假性动脉瘤，可观察到血管壁外搏动性结构。使用彩色多普勒成像时，该结构充满彩色血流信号，并且可以识别出通向动脉的通道。在该通道或假性动脉瘤的颈部使用脉冲波多普勒取样，显示出"往复"频谱多普勒波形。

4.如果存在动静脉瘘，可以通过彩色多普勒成像识别。彩色会扩散到周围组织，使用频谱多普勒，通常可以在交通静脉内探测到射流。

5.使用调整后的下肢静脉彩色多普勒诊断仪评估，包括股总静脉、近段股静脉和近段深静脉的横断面压迫和频谱多普勒采样。

七、资料存储

1.所有图像存储在 PACS 中

2.假性动脉瘤

(1)假性动脉瘤的确切起源部位。

(2)横断面假性动脉瘤测量值。

(3)矢状面假性动脉瘤测量值。

(4)血流模式的频谱多普勒采样（腹股沟评估）。

① 假性动脉瘤的颈部。

② 假性动脉瘤颈部近段的动脉，根据其位置而定。

③ 股总动脉。

④ 股浅动脉。

⑤ 股深动脉。

⑥ 股总静脉。

⑦ 股静脉。

⑧ 股深静脉。

(5) 血流模式的频谱多普勒采样（上肢评估）。

① 假性动脉瘤的颈部。

② 假性动脉瘤颈部近段的动脉。

3. 动静脉瘘

(1) 记录动脉和静脉的连通。

(2) 血流模式的频谱多普勒采样（上肢和下肢评估）。

① 交通近段动脉。

② 交通远段动脉。

③ 交通远段静脉。

(3) 血流模式的频谱多普勒采样（仅限腹股沟评估）：①股总动脉；②股浅动脉；③股总静脉；④股静脉；⑤股深静脉。

4. 深静脉血栓

(1) 股总静脉、股静脉近段和股深静脉近段横断面压迫的双屏图像。

(2) 股总静脉、股静脉近段和股深静脉近段增强或相位性的频谱多普勒采样。

八、诊断标准

1. 假性动脉瘤

(1) 存在于血管壁外的搏动性肿块。

(2) 在整个心动周期内，在肿块中同时看到离心模式的正向和逆向血流。

(3) 彩色多普勒显示在收缩期和舒张期均有正向和逆向血流信号，并伴有湍流和频带增宽。

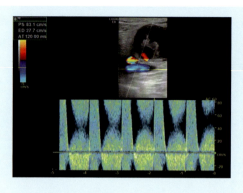

◀ **图 13-2** 动脉与肿块之间的瘤颈部或通道处观察到高速血流图

(4) 动脉与肿块之间的瘤颈部或通道可以观察到高速血流，形成收缩期射流和特征性的"往复"流动模式（图 13-2）。

2. 动静脉瘘

(1) 动脉和静脉之间的交通由高速血流和特征性的低阻力血流模式识别。

(2) 交通水平以下远段静脉内的搏动性血流模式。

3. 血肿 无彩色血流且由多普勒频谱采样确认无血流信号的混合回声肿块。

九、临床相关问题

• **彩色多普勒超声在医源性股动脉假性动脉瘤中的诊断效能是什么？**

动脉瘤的大小和抗凝状态在医源性股动脉假性动脉瘤的治疗中起着重要作用。直径＜3cm 的大多数假性动脉瘤通常会自行形成血栓，因此通常建议进行 6 周的彩色多普勒超声监测，并对在此期间未能消退的假性动脉瘤进行治疗。直径＜1.8cm 的假性动脉瘤通常只需临床观察，无须进一步成像。通常建议对＞3cm 的假性动脉瘤进行干预，或对那些伴有血流动力学不稳定、神经功能障碍、扩展性血肿、表面皮肤和皮下组织损伤，或存在软组织感染风险的假性动脉瘤进行干预。

• 彩色多普勒超声在医源性股动脉假性动脉瘤治疗中有哪些作用？

超声引导下的凝血酶注射（ultrasound-guided thrombin injection，UGTI）或压迫（ultrasound-guided compression，UGC）可以在血管实验室中作为股动脉假性动脉瘤治疗方法的一部分。与 UGC 相比，UGTI 具有更高的早期治疗成功率和缩短住院时间，通常被认为是首选疗法。由于外周血管栓塞的风险，不推荐 UGTI 和 UGC 联合使用。UGTI 在超声引导下向假性动脉瘤囊内局部注射凝血酶，因此形成动脉血栓和远段栓塞的风险较低。由于短而宽的颈部会增加远段栓塞的风险，UGTI 避免用于颈部宽度＞1cm 且长度＜0.5cm 的假性动脉瘤。因其需要多次、长时间且痛苦的压迫疗程才能成功治疗假性动脉瘤，UGC 近年来逐渐"失宠"。一般而言，较大且颈部较短的假性动脉瘤 UGTI 的疗效优于 UGC。

参考文献

[1] Bernstein EF, editor. Recent advances in noninvasive diagnostic techniques in vascular disease. St. Louis: CV Mosby; 1990.

[2] Rumwell C, McPharlin M. Vascular technology an illustrated review. 5th ed. Davies Publishing: Pasadena; 2015. p. 130–5.

[3] Zierler RE. Aortic and peripheral aneurysms. In: Strandness' duplex scanning in vascular disorders. 4th ed. Philadelphia: Lippincott Williams & Wilkins; 2009. p. 157–67.

[4] Zweibel W. Assessment of upper extremity arterial occlusive disease. In: Introduction to vascular ultrasonography. Philadelphia: Elsevier Saunders; 2005.

第 14 章　血液透析用动静脉内瘘术前评估
Hemodialysis Fistula Mapping

Drena Root　Scott Manchester　Young Kim　Sujin Lee　Anahita Dua　著
经　翔　阚艳敏　译　郭燕丽　校

72 岁男性患者，有高血压和慢性肾脏病（Ⅳ期）病史，由其肾脏专科医生转诊至透析诊所，并附以下信息："患者可能在未来 3～6 个月需要进行透析治疗，请转诊至建立透析通路的科室"。该患者为右利手，既往未置入过中心静脉导管，也未接受过透析治疗，其不希望做腹膜透析。需要进行哪些影像学检查来确定瘘管的形成和成熟呢？

一、目的

在建立用于透析的动静脉瘘之前，记录自体静脉的内径和通畅情况。

二、适应证

慢性肾脏疾病 / 肾功能衰竭。

三、禁忌证 / 局限性

1. 病态型肥胖。
2. 开放性伤口、切口或手术敷料遮挡。
3. 患者无法配合检查。
4. 有浅静脉炎和（或）深静脉血栓形成（DVT）病史。

四、设备

1. 彩色多普勒超声诊断仪，频率 7～9MHz 或 9～13MHz 的线阵探头和频率 1～6MHz 的凸阵探头。

2. 影像存档与 PACS。

3. 医用超声耦合剂。

4. 毛巾。

5. 卷尺。

五、患者准备

1. 查看患者任何相关的既往病历。

2. 向患者介绍情况并简要说明检查的内容。

3. 获取相关病史（当前症状 / 病情、上肢或胸部手术史，以及深静脉血栓或浅静脉血栓病史）。

4. 患者采取仰卧位，头部抬高至 30°。

5. 患者的手臂应略向外伸展，不要靠在医师的腿上。

6. 检查室应该保持温暖，以防发生血管收缩。

六、检查步骤

1. 设备的增益和显示设置应该进行优化，以获得最佳的 B 型超声图像。如有高速血流需调整彩色多普勒增益。

2. 应用彩色多普勒和频谱多普勒技术对患者上肢动脉血流进行全面评估。在纵切面上评估锁骨下动脉、腋动脉、肱动脉、桡动脉和尺动脉。通过获取频谱多普勒波形来确定血流的相位性(三相、双相或单相)、是否存在速度升高或流速增快（提示狭窄）、是否存在钙化。

3. 测量肱动脉分叉的位置，并与肘前窝进行比较（可用卷尺测量）。记录解剖结构有无变异（如靠近腋窝处的高位肱动脉分叉）。

4. 在肱动脉分叉上方 2cm 处测量肱动脉的内径（从内壁到内壁测量），而桡动脉和尺动脉的内径则在手腕处进行测量。

5. 采用超声横切面检查整个上肢（深静脉和浅静脉）的静脉系统，显示血管的可压缩性。应用频谱多普勒和彩色多普勒显示自发性血流和呼吸相位性。记录深静脉或浅静脉是否存在血栓。

6. 在肘关节（肘窝）下方的手臂上放置止血带，并测量前臂桡侧和尺侧静脉（头静脉和贵要静脉）的外壁到外壁的内径。同时记录该水平的头静脉和贵要静脉的深度。

7. 止血带随后被移至肘窝上方，在肘前窝处测量头静脉和贵要静脉的内径，并记录其深度。

8. 止血带重新调整到上臂的高位。记录上臂处头静脉和贵要静脉的内径和深度。

9. 注意：止血带不应在患者手臂上连续使用超过 5min。每次只能放置 1 个止血带；不要在同一条手臂上放置 3 个以上的止血带。

10. 应记录肱静脉与贵要静脉的汇合处。并追踪头静脉，确定其与锁骨下静脉的汇合处，以确定是否存在异常或与锁骨下静脉的连续性中断。

11. 除转诊医生有特殊规定的患者外，患者的每只手臂上应进行完整的检查。如果进行单侧检查，则应记录对侧锁骨下静脉的频谱和彩色多普勒图像，以确定通畅性、自发性和呼吸相位性。

七、资料存储

1. 所有图像都存储在 PACS 中。

2. 在以下层面采集有无超声探头加压（如解剖学上可行）的双幅横切面血管管腔灰阶图像。

(1) 锁骨下静脉（因锁骨遮挡不能加压，存储锁骨下静脉的彩色多普勒图像）。

(2) 腋静脉。

(3) 肱静脉。

(4) 贵要静脉。

(5) 头静脉。

3. 在以下层面上采集频谱多普勒波形。

(1) 锁骨下静脉。

(2) 腋静脉。

(3) 肱静脉。

(4) 对侧锁骨下静脉（如只进行单侧检查时）。

4. 必须记录长轴灰阶图像和（或）彩色多普勒图像，并包括以下内容。

(1) 锁骨下动脉。

(2) 腋动脉。

(3) 肱动脉。

(4) 桡动脉。

(5) 尺动脉。

5. 在纵切面上，获取以下水平的收缩期峰值流速频谱多普勒波形图像。

(1) 锁骨下动脉。

(2) 腋动脉。

(3) 肱动脉，位于分叉上方 2cm 处。

(4) 手腕处的桡动脉。

(5) 手腕处的尺动脉。

6. 所有狭窄病变均需记录狭窄部位、狭窄近心端及远心端的收缩期峰值流速。

7. 记录所有异常情况的代表性图像（例如，假性动脉瘤、动脉瘤、钙化）。

8. 记录所有病变的位置。

9. 以肘前窝为参照测量肱动脉分叉的位置。

10. 记录肱静脉和贵要动脉汇合点的位置。

11. 动脉系统内径测量（测量内壁到内壁）。

(1) 手腕处的桡动脉。

(2) 手腕处的尺动脉。

(3) 肱动脉分叉上方 2cm 处。

12. 头静脉和贵要静脉的内径和深度测量。

(1) 在前臂处（止血带固定于肘前窝下方）。

(2) 在肘窝处（止血带固定于肘前窝上方）。

(3) 在上臂处（止血带固定于上臂高位）。

13. 在横切面上观察肱静脉是否为 2 条。

14. 应记录所有分支静脉。

八、诊断标准

1. 狭窄处与相邻近侧正常动脉段收缩期峰值流速之比为 2：1，提示该部位狭窄程度≥50%。

2. 狭窄处与相邻近侧正常动脉段收缩期峰值流速之比为 3：1，提示该部位狭窄程度≥75%。

3. 动脉段内无彩色血流信号显示可能提示有阻塞。

4. 收缩期上升延迟提示病变位于近心段。

5. 舒张期血流减少表明外周阻力增加，提示可能存在远段病变。

6. 血栓形成的常规检测。

(1) 频谱多普勒波形将显示出自发性、相位性和（或）足够的增强效果，且无静脉回流。

(2) 灰阶成像显示所有血管均可压缩，且静脉管腔内呈无回声。

7. 急性静脉血栓形成。

(1) 频谱多普勒显示血栓部位无血流流动现象，并且加压远段肢体增加静脉血流流速时，不显示增强血流信号。

(2) 灰阶成像显示静脉扩张、不可压闭。

8. 非闭塞性急性静脉血栓形成。

(1) 频谱多普勒可显示连续血流信号，并且加压远段肢体以增加静脉血流流速时，增强血流信号减弱。

(2) 灰阶成像只能显示静脉部分压闭，而彩色多普勒则显示管腔内部分血流通过。

9. 慢性静脉血栓形成。

(1) 完全血栓形成时，频谱多普勒显示管腔无血流。如果发生了一定程度再通，管腔就会出现血流。时相性血流信号表示管腔明显再通，而连续性血流信号则表示较小程度再通。

(2) 灰阶成像通常显示出静脉萎缩的特征。慢性血栓表现为密集、回声增强。静脉通常部分可压缩，可能存在侧支循环。

10. 建立动静脉内瘘时，浅静脉内径通常要求≥2.5mm（使用止血带），而放置移植血管时，则为 4.0mm。

九、经验与教训

1. 医护人员应该统一规范止血带的使用方法，以确保操作的可重复性和一致性。

2. 可接受的内径标准可能因外科医生而异，并取决于为患者制订的瘘管类型。

十、临床相关问题

• **在进行动脉 – 静脉吻合术之前，外科医生会通过彩色多普勒超声检查寻找哪些解剖和血流动力学特征？**

双侧上肢的超声评估有助于显示静脉及其分支的内径、走行和位置，以及动脉的内径、走行和血流情况。

确定静脉分支的位置至关重要，因为在大静脉分支附近进行吻合可能会导致瘘管不成熟。建立动静脉瘘的超声排除标准包括：桡动脉和前臂头静脉内径＜2.5mm，并伴有钙化或硬化；肱动脉内径＜3mm 或上臂头静脉内径＜3.5mm 或上臂贵要静脉内径＜4.5mm。桡 – 头动静脉瘘或肱 – 头动静脉瘘吻合口深度应＜7mm，以便进行透析治疗。肱 – 贵要动静脉瘘可以进行移位手术并浅表化处理，以便更容易建立血管通路。建立瘘管的一般原则如下：①远段瘘管是首选，因为它能保留更多的近段通道用于未来的通路创建；②优选非优势手进行操作；③自体瘘管相较于透析管具有更低的感染风险和更长的通路持续时间。

• **动静脉瘘建立后会出现什么情况？**

动静脉瘘需要 6～12 周，甚至更长时间才能成熟。原始失败率差异很大，可高达 50%。因肱 – 头动静脉瘘由较大血管组成且流量大，其相对于桡 – 头动静脉瘘更容易成熟。术后进行超声检查以确定瘘管是否已经成熟可用。透析通路的标准包括内径＞6mm、深度＜6mm 及血流量＞600ml/min（6s 规则）。

参考文献

[1] Zwiebel WJ. Duplex sonography of the venous system. Semin Ultrasound CT MR. 1998;9:269–326.

[2] Barnes RW. Doppler techniques for lower extremity venous disease. In: Zwiebel WJ, editor. Introduction to vascular ultrasonography. Orlando: Grune & Stratton; 1986. p. 333–50.

[3] Zwiebel WJ, Pellerito JS. Introduction to vascular ultrasonography. 5th ed. Philadelphia: Elsevier Inc.; 2005.

[4] Jaff M. Preoperative ultrasonography. In: Gray R, Sands J, editors. Dialysis access: a multidisciplinary approach. Philadelphia: Lippincott Williams & Wilkins; 2002. p. 65–6.

[5] Gerhard-Herman M, et al. Guidelines for noninvasive vascular laboratory testing: a report from the American Society of Echocardiography and the Society of Vascular Medicine and Biology. J Am Soc Echocardiogr. 2006;11(3):183–200.

[6] Buckley CJ, Darling RC, Raines JK. Instrumentation and examination procedures for a clinical vascular laboratory. Med Instrum. 1975;9:181–5.

[7] American College of Radiology/American Institute of Ultrasound in Medicine/Society for Radiologists. In Ultrasound practice guideline for the performance of ultrasound vascular mapping for preoperative planning of dialysis access, 2006. revised 2011.

第 15 章 血液透析用动静脉内瘘多普勒超声检查
Hemodialysis Fistula Duplex

Drena Root　Scott Manchester　Young Kim　Sujin Lee　Anahita Dua　著

经　翔　阚艳敏　译　郭燕丽　校

72 岁男性患者，有终末期肾病病史，因肾透析失败而前往急诊科就诊。患者为右利手，4 年前接受了左臂动静脉内瘘手术，目前左臂动静脉内瘘仍是该患者进行血液透析的主要途径。透析诊所认为该患者动静脉内瘘未能提供足够的血流量来支持血液透析。经检查，患者的瘘管呈搏动性，并可触及明显的震颤。与对侧相比，患侧手臂稍水肿。评估动静脉内瘘并发症的首选影像学检查是什么？

一、目的

评估血液透析用血管通路（动静脉内瘘或人工血管动静脉内瘘）的情况，并分析可能导致失效或成熟延迟的原因。

二、适应证

1. 存在透析通路未成熟。

2. 透析通路无"搏动"感。

3. 肾透析治疗失败。

4. 透析瘘口部位疼痛 / 肿胀。

5. 动脉瘤。

三、禁忌证 / 局限性

1. 开放性伤口、切口或手术敷料遮挡。

2. 患者无法配合检查。

3. 肥胖症。

四、设备

1. 彩色多普勒超声诊断仪（包括频率 7～9MHz、9～13MHz 的线阵探头和频率 1～6MHz 的凸阵探头）。

2. 影像存档与 PACS。

3. 医用超声耦合剂。

4. 毛巾。

五、患者准备

1. 查看所有相关的既往病历。

2. 向患者介绍情况并简要说明检查的内容。

3. 获取患者相关病史（包括当前症状 / 情况，哪种类型瘘管的手术记录，是否有深静脉炎或浅静脉炎病史）。

4. 患者采取仰卧位，头部略抬高或不抬高。

5. 嘱患者仰卧位，被检查的手臂略向外侧伸展（不要靠在医师的腿上）。

6. 检查室应该保持温暖，以防发生血管收缩。

六、检查步骤

1. 设备的增益和显示应进行优化，以获得最佳的 B 型超声图像。如高速血流需调整彩色多普勒增益。

2. 使用彩色多普勒和频谱多普勒对整个流入动脉和移植血管

进行评估。

3. 用彩色多普勒和频谱多普勒对整个回流静脉进行评估。

4. 对锁骨下静脉和腋静脉的通畅性进行评估。

5. 技术员应该能够在移植血管和回流静脉的整个过程中触及"搏动"感。

6. 在纵切面上，多普勒角度≤60°，测量流入动脉、近段吻合口、移植血管内部、远段吻合口和回流静脉的血流速度（图 15-1）。

7. 记录所有流速增快、狭窄或流出量减少位置。

七、资料存储

1. 在以下部位获得收缩期峰值流速频谱多普勒波形。

(1) 移植血管 / 瘘管的动脉血流输入（供血动脉）。

(2) 移植血管近段吻合口处。

(3) 移植血管内部。

(4) 移植血管远端吻合口处。

(5) 移植血管 / 瘘管的静脉回流（输出静脉）。

(6) 腋静脉和锁骨下静脉的静脉回流。

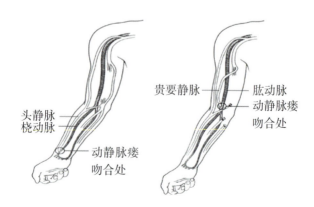

▲ 图 15-1 上肢血液透析用血管通路前臂动静脉吻合血管

(7) 血流速度增快、血管狭窄或血流量减少处。

2. 长轴彩色多普勒和（或）B 型灰阶图像检查是否通畅。

(1) 引流动脉（移植血管 / 瘘管近端）。

(2) 吻合口瘘（移植血管近端和远端）。

(3) 回流静脉（移植血管 / 瘘管远端）。

(4) 腋静脉和锁骨下静脉。

(5) 应记录所有动脉瘤、假性动脉瘤或血栓形成的部位。

3. 记录所有狭窄或其他异常的彩色多普勒和 B 型超声图像。

4. 使用设备软件测量流入（供血动脉）和流出（回流静脉）的频谱多普勒血流量。

$$血流量（ml/min）= 平均流速（cm/s）\times 面积（\pi r^2）\times 60s$$

5. 记录是否有盗血综合征表现（见第 7 章）。

八、诊断标准

1. 正常情况下，收缩期峰值流速在 150～400cm/s，舒张末期流速在 60～250cm/s，整个多普勒频谱呈频带增宽、低阻力波形，血流速度增快和回流静脉出现搏动。

2. 收缩期峰值流速≥400cm/s，且收缩期峰值流速吻合口处 / 收缩期峰值流速近段为 3∶1，提示存在血流动力学上的显著狭窄。

3. 供血动脉、移植血管 / 瘘管或回流静脉内无彩色及多普勒信号则提示血栓形成。

4. 血流量 500～900ml/min，提示瘘管可能存在功能性障碍，此时可能需要进行瘘管造影检查。

5. 血流量＜500ml/min，提示瘘管可能出现功能障碍。

6. 血流量＞2500ml/min，提示可能会出现高输出心力衰竭。

7. 成熟度达标：静脉内径应≥4.0mm；距皮深度应≤5.0mm，

血流量≥500ml/min（图 15-2）。

8.异常：上肢深部或浅表血管出现血栓；锁骨下动脉或腋动脉狭窄。

九、经验与教训

透析瘘管 / 移植血管处可能会因在同一部位反复穿刺，以及人工材料的变性而形成动脉瘤。

十、临床相关问题

- ● **透析通路，彩色多普勒超声检查的价值是什么？**

动静脉内瘘血流量减少的主要原因是回流静脉狭窄和供血动脉狭窄。回流静脉狭窄可能发生在动静脉吻合处或中心静脉系统。在超声检查中没有动脉或静脉狭窄的情况下，很可能存在中心静脉阻塞或狭窄，但超声无法显示。典型的中心静脉狭窄特征包括存在异常的呼吸变异或异常的多相心房波形。在这些情况下，需要进行瘘管造影和中心静脉造影以确诊和治疗该病变。中心静脉狭窄也可以通过胸部、颈部和四肢出现扩张的侧支静脉，以及面部、颈部和四肢水肿等临床表现来推断。既往患者在锁骨下静脉或颈内静脉有置管史对诊断也有帮助。

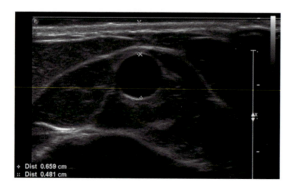

◀ 图 15-2 回流静脉测量距皮深度

参考文献

[1]　Byrnes K. Hemodialysis access – overview of anatomy and imaging protocols. J Ultrasound. 2014;17(4):253–63.

[2]　Cato R, Kupinski AM. Graft assessment by duplex ultrasound scanning. JVT. 1994;18(5):307–10.

[3]　Berkowitz HD, Obbs CL, Roberts B, et al. Value of routine vascular laboratory studies to identify vein graft stenosis. Surgery. 1981;90:971.

第 16 章　上下肢静脉术前评估用于旁路移植术

Upper and Lower Extremity Vein Mapping for Bypass Graft Conduit

Drena Root　Scott Manchester　Young Kim　Sujin Lee　Anahita Dua　著

周　青　译　　刘丽文　校

74 岁男性患者，因右侧下肢缺血性静息痛而就诊于血管外科门诊。既往血管造影检查发现其股浅动脉存在闭塞现象，且通过腔内介入治疗未能成功实现再通。目前，该患者已被安排进行心脏功能评估及静脉术前检查，以便规划潜在的股－腘动脉旁路手术。在进行静脉评估时，何种静脉直径范围可作为最佳的自体移植物用于旁路构建？

一、目的

在将自体静脉用作动脉旁路前进行评估，记录的其直径及其通畅性。此外，如有必要，还将对静脉进行定位，有助于采集。

二、适应证

1. 需进行动脉重建以治疗的肢体缺血。
2. 冠状动脉疾病患者需接受冠状动脉搭桥手术。
3. 临床上疑似浅表静脉缺失或功能不全。

三、禁忌证／局限性

1. 严重肥胖。

2. 外科手术切口或敷料包裹，以及开放性伤口。

3. 患者无法配合进行相关检查。

4. 既往有浅表性静脉炎、消融治疗或静脉剥脱的病史。

四、设备

1. 具备多种探头的双工成像设备，其中包括频率为 7～9MHz 的线阵探头及频率为 1～6MHz 的曲阵探头。

2. 图像存档与 PACS。

3. 擦不掉的皮肤记号笔（如果需要）。

4. 声学耦合剂。

5. 毛巾。

五、患者准备

1. 对患者进行介绍，并简明扼要地说明即将进行的检查内容。

2. 采集患者的详细病史信息。

3. 将患者安置于仰卧位，根据需要可将头部抬高至 30°。

六、检查步骤

1. 应优化设备增益与显示设置，确保获取最佳的二维及彩色双工影像。

2. 仅评估转诊医师指定的静脉。

3. 仅当外科医师有要求时，在皮肤表面用不可擦除的皮肤标记笔标记血管。

4. 所有血管均通过横切面进行评估。

5. 对血管全长进行加压超声检查；如发现血栓，则认为该静脉不适宜采集，停止评估。

6. 静脉直径测量基于外壁至外壁的距离。

7. 下肢浅静脉评估。

(1) 大隐静脉（great saphenous vein，GSV）从腹股沟韧带（或隐股静脉交界处）至小腿远段的内侧进行横切面评估，全程采用前后投影法测量内径。

(2) 小隐静脉（small saphenous vein，SSV）从腘窝至小腿远段的后侧进行横切面评估，同样全程采用前后投影法测量直径。

(3) 记录任何异常情况，如血栓、直径变异、壁增厚等。

8. 上肢浅静脉评估。

(1) 头静脉与贵要静脉从腋窝至手腕进行横切面评估。

(2) 全程采用前后投影法测量静脉直径。

七、资料存储

1. 所有图像均储存于 PACS。

2. 浅表静脉直径的测量数据，按照以下水平进行记录。

(1) 大隐静脉：①近段大腿区；②中段大腿区；③远段大腿区；④膝部水平；⑤近段小腿区；⑥中段小腿区；⑦远段小腿区。

(2) 小隐静脉：①近段小腿区；②中段小腿区；③远段小腿区。

(3) 头静脉与贵要静脉：①近段上臂区；②中段上臂区；③远段上臂区；④肘窝区域；⑤近段前臂区；⑥中段前臂区；⑦远段前臂区。

八、诊断标准

1. 正常范围　静脉直径介于 2.0～3.0mm 适宜作为移植血管使用。

2. 正常表现　静脉全程可压缩，未见浅表性静脉炎迹象。

3. 异常情况　静脉直径<2.0mm，不符合移植要求。

4. 异常发现　观察到静脉曲张、血栓形成或静脉壁增厚等异常现象。

九、临床相关问题

• 选择自体血管导管时，需考虑哪些临床因素？

可用的自体血管包括同侧与对侧大隐静脉、小隐静脉、股深静脉、贵要静脉、头静脉，以及冷藏保存的静脉。其中，大隐静脉被视为首选且最佳的移植血管。优先选择同侧大隐静脉，但如果患者不伴有影响伤口愈合的广泛性外周动脉疾病，亦可考虑对侧大隐静脉。小隐静脉和手臂浅静脉常用于较短的血管搭桥手术（例如，股动脉至膝盖以上的腘动脉搭桥手术）。鉴于成本较高且性能较差，冷藏保存的静脉通常仅在处理感染性搭桥移植物或缺乏自体血管导管选择时使用。

参 考 文 献

[1] Rumwell C, McPharlin M. Vascular technology an illustrated review. 5th ed. Pasadena: Davies Publishing; 2015.

[2] Zwiebel WJ, Pellerito JS. Introduction to vascular ultrasonography. 5th ed. Philadelphia, PA: Elsevier Inc.; 2005.

[3] Standness DE. Preoperative vein mapping. Meissner, Skjonsberg. 2016; 28:414–7.

[4] Oliver MA, Talbot SR. Venous imaging techniques. In: Techniques of venous imaging. Pasadena: Appleton Davies; 1992.

[5] Rose SC, Zwiebel WJ, Nelson BD, et al. Symptomatic lower extremity deep venous thrombosis: accuracy, limitations and role of color duplex flow imaging in diagnosis. Radiology. 1990;175:639–44.

[6] Nix ML, Troillett RD. The use of color in venous duplex examinations. J Vasc Tech. 1991;15(3):123–8.

[7]　Rumwell C. Doppler color flow imaging of the lower extremity venous system. Presented at the June 5. 1992 Society of Vascular Technology Technical Showcase.

[8]　Kremkau FW. Principles of color flow imaging. J Vasc Tech. 1991;15(3):104–11.

[9]　Daigle RJ. Venous duplex imaging of lower extremities. Heartbeat. 1993;3:4–5 (Hewlett Packard Publications).

第 17 章　下肢静脉多普勒超声
Lower Extremity Venous Duplex

Drena Root　Scott Manchester　Young Kim　Sujin Lee　Anahita Dua　著
吴　蓉　译　　张超学　校

72 岁男性患者，有转移性胰腺癌病史，目前因营养不良入院。入院时，他的左腿肿胀伴有小腿压痛，霍曼征（Homan sign）阳性。诊断深静脉血栓形成的首选影像学检查是什么？

一、目的

评估是否存在下肢深静脉血栓形成，确定血栓的位置和范围，并对其特征进行定性分析。

二、适应证

1. 肿胀。
2. 疼痛 / 压痛。
3. 肺栓塞来源的证据。
4. D- 二聚体检测阳性。
5. 可触及的硬条。
6. 脑血管意外（cerebrovascular accident，CVA）伴卵圆孔未闭。

三、禁忌证 / 局限性

1. 过度肥胖。

2. 存在开放性伤口、烧伤、石膏或外科敷料。

3. 弥漫性水肿。

4. 患者无法配合检查 / 行动不便。

四、设备

1. 彩色多普勒超声成像设备（配备 7～9MHz 线阵探头和 1～6MHz 凸阵探头）。

2. 图片归档与 PACS。

3. 耦合剂。

4. 卷尺。

5. 毛巾。

五、患者准备

1. 向患者介绍并简要解释检查内容。

2. 询问患者相关病史。

3. 患者仰卧位，双腿自然外旋，检查台略调整为头低足高位。

六、检查步骤

1. 调节增益和优化显示参数，以呈现更好的灰阶图像。彩色多普勒超声用于帮助识别血管和流动伪像。

2. 必须完整评估双侧下肢静脉。

3. 以下情况可以仅检查单侧下肢 在 30 天内进行了双侧下肢深静脉检查；已知深静脉血栓形成（DVT）且对侧肢体正常；为评估 DVT 进展而进行随访；或临床医生提出具体要求。

4. 将探头置于腹股沟皱褶处开始检查。

5. 在横切面中，股总静脉位于大隐静脉 – 股静脉交界处近端，并沿着静脉路径每隔 2cm 进行一次间歇性加压，直至股静脉延续到腘静脉。

6. 在长轴切面使用脉冲波多普勒成像评估每条静脉的自发流动、期相性和（或）血流充盈的情况。

7. 在横切面上由远腘窝水平至踝部评估胫后静脉和腓静脉，观察可压缩性和血流充盈的情况。

七、资料存储

1. 所有图像都存储在 PACS 中。

2. 以下部位需留取不带和带有横向探头加压的双屏灰阶图像。

(1) 大隐静脉 – 股静脉交界处的股总静脉。

(2) 股静脉近段、中段和远段。

(3) 股深静脉近段。

(4) 腘静脉。

(5) 胫后静脉。

(6) 腓静脉。

(7) 其他疑似血栓形成的部位，即比目鱼肌 / 腓肠肌静脉、大隐静脉、小隐静脉、分支。

3. 在以下部位进行频谱多普勒检查并留取图像，以显示静脉的自发流动、期相性和（或）血流信号充盈。

(1) 双侧股总静脉。

(2) 股静脉中段。

(3) 腘静脉。

4. 必要时使用彩色多普勒超声进一步记录深静脉的血流充盈情况。

5. 仅检查单侧下肢时，在大隐静脉 – 股静脉交界处探查对侧股总静脉的频谱多普勒。

6. 如果临床需要，记录显示比目鱼肌 / 腓肠肌静脉不可压缩的图像。

7. 如果存在肿块、淋巴结或腘窝囊肿（Baker cyst），需留取的灰度、彩色多普勒超声和脉冲波多普勒成像。

8. 如果静脉内置入了支架，则在以下部位记录频谱多普勒与彩色多普勒图像。

(1) 支架近端。

(2) 支架中部。

(3) 支架远端。

(4) 与支架近端相邻的自体血管。

(5) 与支架远端相邻的自体血管。

八、诊断标准

1. 常规检查

(1) 频谱多普勒波形将显示自发性、期相性和（或）良好的血流信号充盈，并且没有静脉反流。

(2) 灰阶成像将显示所有血管均可被压瘪，并且静脉腔内没有异常回声。

2. 急性静脉血栓形成

(1) 在血栓形成的位置，频谱多普勒显示血流信号缺失，且对远段肢体加压频谱没有改变。在存在支架的情况下，频谱多普勒无血流表示血栓形成。

(2) 灰阶成像显示静脉管腔扩张且不可压缩。在放置支架的情况下，支架内无彩色血流信号代表血栓形成。

3. 非闭塞性急性静脉血栓

(1) 频谱多普勒波形可表现为连续的信号，但对于加压的响应减弱。

(2) 灰阶成像可显示静脉部分受压。彩色多普勒超声可显示部分管腔内有血流信号。

4. 慢性静脉血栓形成

(1) 如果发生血栓形成完全性闭塞，频谱多普勒波形将显示无血流信号。如果发生了血管再通，血流信号就会产生。出现期相性表示再通较为显著，而连续的血流信号表示轻微的再通。

(2) 灰阶成像常显示静脉萎缩。慢性血栓会呈现为较为致密的回声。静脉常常可部分压缩，可能会存在侧支循环。

5. 近端外源性压迫与非闭塞性近端深静脉血栓形成对比

(1) 股总静脉的频谱多普勒波形可显示连续血流或无自发血流。与对侧相比，通常有明显的差异。

(2) 灰阶成像显示静脉有一定程度的扩张；然而，静脉管腔可以被完全压瘪。

九、经验与教训

1. 在没有观察到深静脉血栓形成的情况下，股总静脉水平的连续血流可能提示更近端的非闭塞性血栓或近端外源性压迫（即髂静脉压迫综合征或肿瘤）。

2. 腘动脉瘤伴血栓形成很容易被误认为是急性深静脉血栓形成。在这种情况下评估腘静脉时，技术人员应特别注意血管解剖位置，以及频谱和彩色多普勒超声检查结果（图 17-1）。

3. 慢性血栓形成时，一些侧支血管可被误认为是深静脉。技术人员应特别注意血管相对于相应动脉的位置，以及患者的局部深静脉血栓形成病史（图 17-2）。

4. 在腘窝经常可以看到低回声的非血管结构。这些通常代表囊性结构（腘窝囊肿），不应与静脉相混淆。腘窝囊肿是根据其在腘窝内侧和腘动静脉前方的这一位置来确定的（图 17-3）。

5. 如果发现深静脉血栓形成，测量血栓的近端范围非常重要。

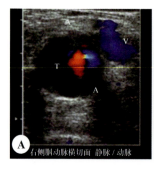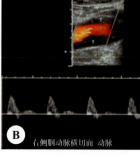

◀ 图 17-1 A. 彩
色多普勒超声横断
面；B. 矢状面彩色
和脉冲多普勒

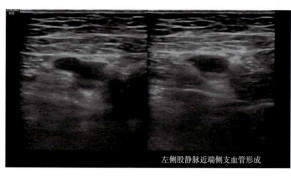

◀ 图 17-2 慢性
血栓伴侧支血管
形成

最好选择最接近血栓近端的体标（即大隐静脉 – 股静脉交界处、腹股沟折痕、膝关节、腘静脉、内踝或外踝）。当怀疑深静脉血栓进展时，测量血栓的近端范围可以进行更准确的后续评估。卷尺是技术人员完成此任务的有用工具。如果没有卷尺，则可以使用超声探头大致评估（宽度约 4cm）（图 17-4）。

十、临床相关问题

• 评估血栓形成慢性程度有何临床意义？

通过血管检测仪器获得的静脉血栓超声表现可以在根据血栓的形成时间和特征确定治疗策略方面发挥关键作用。急性深静脉血栓发生血栓栓塞的风险最高，通常采用溶栓或取栓的方法进行治疗。新鲜血栓的声像图表现为相对低回声，压缩后可能产生一

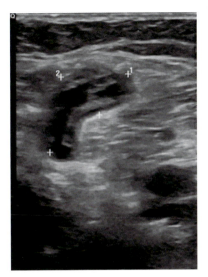

▲ 图 17–3　腘窝囊肿

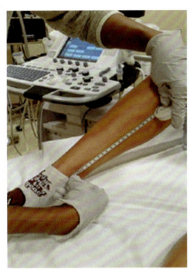

▲ 图 17–4　使用卷尺在体表测量血栓的近端范围
①用体标（任何体标，大隐静脉 – 股静脉交界处、腹股沟皱褶、膝关节、腘静脉、隐静脉 – 腘静脉交界处、内踝、外踝）；②使用超声机器上的卡尺；③使用袖珍卷尺；④使用超声探头（通常约为 4cm）

些形变。慢性血栓通常更易产生纤维化，使得血栓附着在静脉壁上，栓塞风险较低，通常表现为附壁高回声。溶栓或取栓疗法通常对慢性血栓的治疗效果不佳。

• 在评估深静脉血栓方面，彩色多普勒诊断仪和单独的 B 模式成像的临床价值各是什么？

单独的 B 模式成像诊断深静脉血栓的灵敏度有限。在无法获得最佳成像质量的情况下（患者配合不佳、肥胖、技术因素），腔内血栓可能难以识别。静脉扫查配合加压动作时可显示无法完全压瘪的静脉壁，将有助于评估是否存在血栓。然而，彩色多普勒成像可以提供单独 B 模式成像无法显示的静脉的血流信息，并通过周围血流的显示来区分闭塞性和非闭塞性血栓，从而提高检查的准确性。

参考文献

[1] Zwiebel WJ. Duplex sonography of the venous system. Semin Ultrasound CT MR. 1998;9:269–326.

[2] Barnes RW. Doppler techniques for lower extremity venous disease. In: Zwiebel WJ, editor. Introduction to vascular ultrasonography. Orlando: Grune & Stratton; 1986. p. 333–50.

[3] Zwiebel WJ, Pellerito JS. Introduction to vascular ultrasonography. 5th ed. Philadelphia: Elsevier Inc.; 2005. p. 424–60.

[4] Khilnani NM, Min RJ. Imaging of venous insufficiency. Semin Intervent Radiol. 2005;22(3):178–84.

[5] Min RJ, Khilnani NM, Golia P. Duplex ultrasound evaluation of lower extremity venous insufficiency. J Vasc Interv Radiol. 2003;14:1233–41.

第18章 下肢静脉反流评估
Lower Extremity Venous Reflux Study

Drena Root Scott Manchester Young Kim Sujin Lee Anahita Dua 著

刘丽文 译 唐丽娜 陈轶洁 校

> 57岁女性患者，因患有双侧下肢静脉曲张而被转诊至一家血管诊所。患者既往无明显病史，尤其是没有深静脉血栓病史。患者已经穿戴弹力袜数个月，但症状缓解甚微。下肢静脉多普勒超声的哪些表现符合浅静脉和（或）深静脉反流？

一、目的

评估下肢深、浅静脉系统瓣膜功能不全的证据。

二、适应证

1. 静脉功能不全的术前和术后评估。

2. 下肢疼痛、酸痛和沉重感。

3. 静脉曲张。

4. 溃疡。

5. 肿胀。

6. 静脉瘀积性皮炎。

7. 既往有深静脉血栓病史。

三、禁忌证／局限性

1. 肥胖。

2. 开放性引流性溃疡或伤口。

3. 石膏、矫形装置和外科切口／敷料。

4. 严重水肿。

5. 患者无法配合检查（无法长时间站立）。

6. 怀孕。

四、设备

1. 配备多种探头的彩色多普勒诊断仪（包括频率 7～9MHz 的线阵探头和频率 1～6MHz 凸阵探头）。

2. 快速袖带充气系统。

3. 影像存档与 PACS。

4. 声学耦合剂。

5. 毛巾。

五、患者准备

1. 向患者介绍并简要说明检查内容。

2. 获取相关病史。

3. 患者置于仰卧位，将检查床调整为反向 Trendelenburg 位，用于评估是否存在下肢深静脉血栓。

4. 患者置于站立位，检查时将腿外旋，对侧腿负重进行反流检查。

5. 确保患者站立位时的安全。

六、检查步骤

1. 应优化设备增益、取样容积大小和显示设置，以便提供最佳的灰度和频谱多普勒图像。应用彩色多普勒超声帮助识别血管和血流运动。

2. 下肢静脉彩色多普勒超声检查用于评估急性和（或）慢性下肢深静脉血栓和血管再通。采用双屏横向灰阶图像在无压迫和压迫的情况下记录以下切面。

(1) 股总静脉隐股交界处。

(2) 股静脉近段、中段和远段。

(3) 股深静脉近段。

(4) 腘静脉。

(5) 胫后静脉。

(6) 腓静脉。

(7) 大隐静脉。

(8) 小隐静脉（位于隐腘交界处）。

3. 在以下切面频谱多普勒波形显示自发流动，具有时相性和（或）血流增强（远段肢体加压）的静脉血流。

(1) 股总静脉。

(2) 腘静脉。

4. 从腘窝远段到踝部的横切面水平评估胫后静脉和腓静脉，记录其可压缩性和彩色血流增强（远段肢体加压）的表现。

5. 如有必要，可使用彩色多普勒超声进一步检查深静脉系统任一节段的血流情况。

6. 在检查受限 / 单侧检查的情况下，在隐股交界处的股总静脉处获得对侧的频谱多普勒波形。

7. 如果有临床指征，则记录显示比目鱼 / 腓肠肌静脉不可压缩的声像图。

8. 如果有肿物、淋巴结病变或贝克囊肿，则需要记录包括 B 型模式、彩色多普勒和脉冲多普勒图像。

9. 患者调整为站立位，检查侧的腿部外旋，对侧腿负重并进行反流部分的检查。

10. 在患者的大腿下部固定一个 12cm 的充气袖带。

11. 将频率为 5～7MHz 的探头呈矢状面放置于腹股沟韧带的远段。

12. 袖带充气至 80mmHg。

13. 在记录多普勒频谱的同时，袖带会迅速充气，然后迅速放气。

14. 以下采用矢状切面，应用超声仪卡尺测量并记录多普勒频谱（瓣膜关闭 / 反流时间）（注意：记录静脉血流时应注意正向血流在基线下方显示，反向血流在基线上方显示）。

(1) 隐股交界处。

(2) 股总静脉。

(3) 前副隐静脉（病理显像时）。

(4) 后内侧隐静脉（病理显像时）。

(5) 股静脉中段。

(6) 大隐静脉近段。

然后将袖带重新固定在小腿肌肉周围。

15. 将探头放置于大隐静脉上方。

16. 将袖带充气至 120mmHg，然后立即放气，用超声仪卡尺在以下水平进行测量并获得频谱多普勒记录（瓣膜关闭 / 反流时间）。

(1) 大腿中部的大隐静脉。

(2) 大腿远段的大隐静脉。

(3) 膝关节水平的大隐静脉。

17. 探头在腘窝重新定位。

18. 袖带充气至 120mmHg 立即放气，反复操作并获得下列水平的频谱多普勒记录（瓣膜关闭 / 反流时间）。

(1) 腘静脉。

(2) 隐腘交界处的小隐静脉。

(3) Giacomini 静脉（病理显像时）。

19. 测量并记录拟治疗的病理性大隐静脉和病理性小隐静脉前壁到后壁的直径（隐股交界处、大腿近段、大腿中段、大腿远段、膝水平、小腿近段的大隐静脉；隐腘交界处、小腿近段、小腿中段、小腿远段的小隐静脉）。

20.（对于病理性静脉）在上述水平记录大隐静脉和小隐静脉距皮肤表面的距离。

21. 非病理性大隐静脉的直径测量在隐股交界处、大腿近段和膝水平记录。

22. 非病理性小隐静脉的直径测量在隐腘交界处记录（如果隐腘交界处不存在，则在腘窝水平记录）。

23. 在横切面上评估浅静脉系统，探头寻找从浅静脉到深静脉系统的穿支静脉。

24. 如果寻找到穿支静脉，记录其在踝部上方或膝关节下方的位置，以及穿支静脉通过筋膜处的直径。

25. 如果有分支静脉，记录其位置、瓣膜关闭 / 反流时间及直径及彩色血流（图 18-1）。

七、资料存储

1. 所有图像存储在 PACS 中。

2. 在探头加压和不加压的情况下，在以下水平面采用双屏横切面记录静脉。

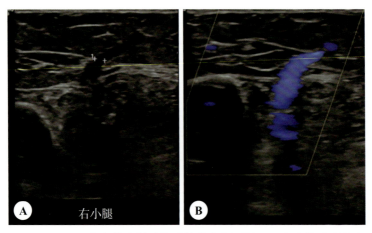

▲ 图 18-1　A. 穿支静脉通过筋膜处的直径测量；B. 穿支静脉彩色血流图

(1) 隐股交界处的股总静脉。

(2) 股静脉（中部）。

(3) 股深静脉。

(4) 腘静脉。

(5) 胫后静脉。

(6) 腓静脉。

(7) 大隐静脉。

(8) 小隐静脉。

3. 在下列水平通过频谱多普勒波形测量反流持续时间（图 18-2）。

(1) 隐股交界处。

(2) 股总静脉。

(3) 前副隐静脉（病理显像时）。

(4) 后内侧隐静脉（病理显像时）。

(5) 股静脉中段。

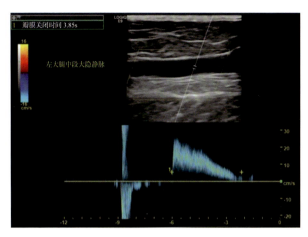

▲ 图 18–2　频谱多普勒波形测量反流持续时间

(6) 大隐静脉（大腿近段、中段和远段及膝关节处）。

(7) 腘静脉。

(8) 小隐静脉（隐腘交界处或小腿近段）。

(9) Giacomini 静脉（病理显像时）。

(10) 穿支静脉（病理显像时）。

(11) 分支静脉（病理显像时）。

4. 测量以下平面的直径和离皮肤表面的距离（注意：病理性和非病理性静脉有不同的要求）（图 18–3）。

(1) 大隐静脉（病理性静脉）：①隐股静脉交界处；②大腿近段；③大腿中段；④大腿远段；⑤膝水平；⑥小腿近段。

(2) 小隐静脉（病理性静脉）：①隐腘交界处；②小腿近段；③小腿中段。

(3) 前副隐静脉（病理显像时）：①大腿近段；②大腿中段（或分叉水平）。

(4) 后副侧隐静脉（病理显像时）：大腿近段。

(5) 穿支静脉（病理显像时）。

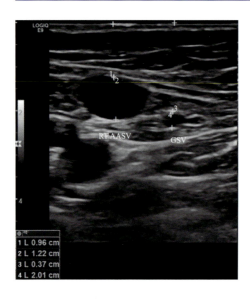

◀ **图 18–3　测量大隐静脉直径和离皮肤表面的距离**
RT AASV. 右侧前副隐静脉；
GSV. 大隐静脉

(6) 属支静脉（病理显像时）。

(7) 大隐静脉（非病理性）：①隐股交界处；②大腿近段；③膝水平。

(8) 小隐静脉（非病理性）：隐胭交界处。

(9) 前副隐静脉（生理性显像时）：大腿近段。

八、诊断标准

1. 正常检查

(1) 频谱多普勒波形显示出自发的、随呼吸时相变化的、血流强化（远段肢体加压）、没有静脉反流的多普勒频谱。

(2) 二维灰阶图像显示所有静脉血管的可压缩性，并且在静脉腔内没有其他物质回声充填的证据。

2. 急性静脉血栓

(1) 频谱多普勒波形显示在血栓水平没有血流频谱，对远段肢体加压没有血流强化信号。

(2) 二维灰阶图像显示静脉扩张和不可压缩性。

3. 非闭塞性急性静脉血栓

(1) 频谱多普勒波形可能显示出连续的频谱信号，但对肢体远段加压，血流强化反应降低。

(2) 灰阶图像仅显示静脉部分可压缩。彩色多普勒显示管腔内存在少量血流信号。

4. 慢性静脉血栓

(1) 如果血栓完全充填，频谱多普勒波形显示没有血流信号。如果发生部分再通，管腔则会显示部分血流。如果血流信号具有时相性变化则表示再通明显，然而出现连续的血流信号则表示再通程度低。

(2) 灰阶图像常显示静脉缩窄。陈旧性血栓常表现为致密的强回声。静脉通常是部分可压缩，可能会出现侧支。

5. 静脉（瓣膜）功能不全

(1) 浅静脉系统反流持续时间＞0.5s 符合静脉功能不全。

(2) 深静脉系统反流持续时间＞1.0s 符合静脉功能不全。

九、经验与教训

1. 建议在患者站立时进行静脉反流的检查；如果患者无法站立，则可以使用带有踏板的陡峭反向 Trendelenburg 位。站立时，最好将检查台抬高，这样患者可以靠在上面保持平衡。

2. 静脉反流检查推荐使用快速袖带充气系统，如果没有充气系统，可采用两名技术人员手动操作的方法。一名技术人员进行超声评估，另一名人员手动给血压袖带充气，并通过断开软管而不是缓慢释放血压计气阀来释放袖带气压。

3. 在静脉反流检查中，部分患者可能会出现血管迷走神经反应。通常，患者出现这种反应的首要迹象是开始打哈欠。在整个检查过程中，技术人员应该关注患者感觉是否良好。如果出现上述反应，患者应仰卧在检查台上直到症状消失。下肢静脉反流评估表（图18-4）。

十、临床相关问题

• **静脉彩色多普勒诊断仪在评估静脉功能不全方面的价值是什么？**

彩色多普勒诊断仪对静脉系统的评估提供了静脉反流或梗阻的程度和解剖位置的信息。它还可以显示静脉功能不全时瓣膜瓣尖或静脉阻塞时出现瘢痕和狭窄的瓣膜，导致血流不畅及远段加压血流增强现象减弱。静脉反流的临界值为0.5s（股深静脉和胫静脉）和1s（股总静脉和股浅静脉）。浅静脉或穿支静脉反流如果有临床指征，可以用射频消融或泡沫硬化剂注射治疗。对于复发性疾病，可通过CT静脉造影评估更近段的髂股静脉病变。

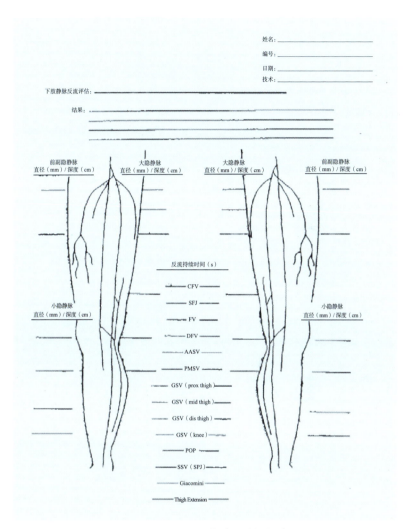

▲ 图 18-4　下肢静脉反流评估表

CFV. 股总静脉；SFJ. 隐股交界处；FV. 股静脉；DFV. 股深静脉；AASV.
前副隐静脉；PMSV. 后副侧隐静脉；GSV（prox thigh）. 大隐静脉（大腿近
段）；GSV（mid thigh）. 大隐静脉（大腿中段）；GSV（dis thigh）. 大隐静
脉（大腿远段）；GSV（knee）. 大隐静脉（膝水平）；POP. 腘静脉；SSV（SPJ）.
小隐静脉（隐腘交界处）；Giacomini. Giacomini 静脉；Thigh Extension.
Giacomini 静脉大腿段延伸部分

参 考 文 献

[1] Zwiebel WJ. Duplex sonography of the venous system. Semin Ultrasound CT MR. 1998;9:269–326.

[2] Barnes RW. Doppler techniques for lower extremity venous disease. In: Zwiebel WJ, editor. Introduction to vascular ultrasonography. Orlando: Grune & Stratton; 1986. p. 333–50.

[3] Zwiebel WJ, Pellerito JS. Introduction to vascular ultrasonography. 5th ed. Philadelphia: Elsevier Inc.; 2005. p. 424–60.

[4] Khilnani NM, Min RJ. Imaging of venous insufficiency. Semin Intervent Radiol. 2005;22(3):178–84.

[5] Min RJ, Khilnani NM, Golia P. Duplex ultrasound evaluation of lower extremity venous insufficiency. J Vasc Interv Radiol. 2003;14:1233–41.

[6] ACCF/ACR/AIUM/ASE/IAC/SCAI/SCVS/SIR/SVM/SVS/SVU. 201. Appropriate use criteria for peripheral vascular ultrasound and physiological testing Part II: testing for venous disease and evaluation of hemodialysis access: a report of the American College of Cardiology Foundation Appropriate Use Criteria Task Force. Gornik, H., et al. J Am Coll Cardiol. 2013;62(7):649–65. content.onlinejacc.org/article.aspx?articleid=1717213.

第 19 章 盆腔静脉彩色多普勒超声检查
Pelvic Venous Duplex

Drena Root Scott Manchester Young Kim Sujin Lee Anahita Dua 著

郭燕丽 译　　经 翔　阚艳敏 校

31 岁女性患者，G_0P_0，因"慢性盆腔疼痛"就诊于血管科。患者盆腔疼痛数年，并进行了妇科检查，检查结果均为阴性。由于该患者症状为慢性疼痛，近期行腹部及盆腔 CT 检查，结果提示左肾静脉受压、盆腔静脉曲张和左侧卵巢静脉扩张。医生希望在该患者的肾静脉双功能超声检查中看到什么？

一、目的

评估是否存在与盆腔淤血综合征和（或）左肾静脉压迫综合征（又称胡桃夹综合征）相关的解剖或生理学病因。

二、适应证

1. 女性持续 6 个月以上的慢性盆腔疼痛。

2. 盆腔坠胀感。

3. 排尿困难。

4. 痛经。

5. 腰痛。

6. 尿频。

7. 外阴、会阴、臀部或下肢静脉曲张。

8. 痔疮。

9. 不明原因的血尿。

三、禁忌证 / 局限性

1. 患者禁食不足，肠道气体过多。

2. 肥胖。

四、设备

1. 配备多种探头的彩色多普勒超声诊断仪（包括 7～9MHz 线阵探头、1～6MHz 凸阵探头和 S1～5MHz 扇形探头，条件允许的话，还可配备 4～9MHz 经阴道探头）。

2. 影像存档与通信系统 PACS。

3. 医用超声耦合剂。

4. 超声探针盖。

5. 润滑凝胶。

6. 毛巾。

五、患者准备

1. 患者检查前空腹 8h。

2. 回顾相关历史检查。

3. 向患者介绍检查内容并作简要解释。

4. 了解患者相关病史（当前症状 / 情况、手术史）。

5. 患者初始体位为仰卧位，倒置 30°～40° 的头低足高位，患者双脚置于检查台的脚板上，暴露腹部。

六、检查步骤

1. 检查的血管　如下腔静脉（inferior vena cava，IVC）、左肾

静脉（left renal vein，LRV）、髂静脉和卵巢静脉。如果有经阴道探头，同时检查子宫旁静脉和髂内静脉的分支。

2. 下腔静脉　将凸阵探头置于剑突与脐之间的中线，横切显示 IVC。在 IVC 近段、中段、远段的横切面上通过测量管腔外壁到外壁的间距获得 IVC 的前后径。然后，在 IVC 近段、中段和远段的矢状切面获得频谱多普勒图像。

3. 髂总静脉　使用 B 型和彩色多普勒双功能成像检测血管是否受压或是否存在管腔阻塞。使用凸阵探头在脐水平识别左、右髂总静脉的分叉。分别在双侧髂总静脉近段、远段测量其前后径。横切面测量直径困难时，可在矢状切面进行测量。使用频谱多普勒测量双侧髂总静脉近段及远段的流速时，多普勒角度应 < 60°。根据频谱多普勒波形评估血流的对称性、自发性、期相性。将探头沿髂总静脉向足侧移动扫查显示双侧髂外静脉，评估管腔是否通畅及血流的自发性、期相性。

4. 肾静脉　检查肾静脉是否存在梗阻，梗阻常见于左肾静脉，多因肠系膜上动脉（superior mesenteric artery，SMA）与腹主动脉之间的夹角，或者腹主动脉与脊柱之间的间隙的外源性压迫引起。横切扫查 IVC 时，SMA 的正下方即为左肾静脉。由于左肾静脉的解剖位置为从左肾横跨腹部汇入下腔静脉，因此，探头横切扫查时显示的为左肾静脉的纵切面（图 19-1）。在左肾静脉的纵切面上，左肾静脉的前后径应于腔静脉侧（穿过 SMA 之前）、SMA/腹主动脉水平、肾侧（SMA/腹主动脉周围）及狭窄段进行测量（图 19-2）。使用频谱多普勒测量峰值速度在（穿过 SMA 之前）、SMA/腹主动脉水平、肾侧（SMA/腹主动脉周围）进行测量。常规很少扫查右肾静脉，只有当右侧卵巢静脉变异汇入右肾静脉时，才会对右肾静脉进行扫查。

5. 卵巢（性腺）静脉　检查卵巢静脉，检查其是否存在静脉

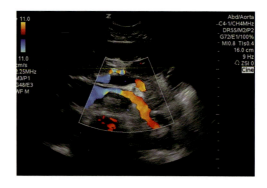

◄ 图 19-1　未受压迫的左肾静脉血流图

图片由 Ryan Brooks RVT 提供

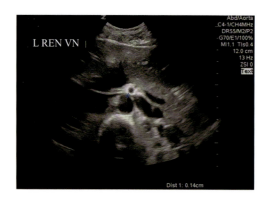

◄ 图 19-2　受压迫的左肾静脉二维灰阶图

图片由 Ryan Brooks RVT 提供

瓣功能不全 / 静脉反流。左侧卵巢静脉位于腹主动脉左侧中腹水平、腰大肌正前方，在纵切面和（或）横切面上均可显示。定位左侧卵巢静脉后，向上扫查，可见其汇入左肾静脉（图 19-3）；向骨盆扫查时，可见多个分支。在左侧卵巢静脉汇入口以下段、脐水平的横切面或纵切面测量左侧卵巢静脉的前后径。静息状态下缓慢进行 Valsalva 动作，并在髂窝附近手动按压左侧卵巢静脉远段，记录左侧卵巢静脉的频谱多普勒方向。保存图像时应注明获得频谱多普勒波形的方法，以明确静脉反流是原发性的还是继发性的。右侧卵巢静脉通常位于脐部的右上方、腰大肌前方，可在纵切面和（或）横切面显示。定位右侧卵巢静脉后，向上扫查，

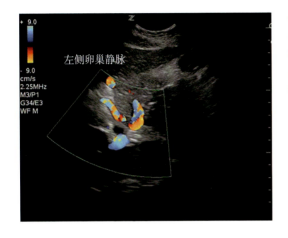

◀ 图 19–3　左侧卵
巢静脉彩色多普勒
血流图
图片由 Ryan Brooks
RVT 提供

可观察其与下腔静脉的关系。对右侧卵巢静脉的评估方法与左侧
卵巢静脉相同。

6. 子宫周围及跨子宫静脉丛　使用经阴道探头检查盆腔及
双侧附件区、宫周及跨子宫静脉的前后径、曲度（是否迂曲）及
Valsalva 动作时是否存在反流。在纵切面上，将探头倾斜至盆腔的
最右侧或最左侧，从盆腔的一侧缓慢扫查，跨过中线，扫查至对
侧，显示上述静脉（图 19–4）。然后，将探头移动至盆腔中线并
转为横向，此时可以观察子宫两侧的静脉曲张（如果存在）。跨子
宫静脉定义为沿着子宫前壁或后壁走行，横跨子宫的静脉。在横
切面将探头后倾，通过 Valsalva 动作诱发反流来评估肛周静脉曲
张情况。

7. 盆腔逃逸点　嘱患者站立，检查骨盆底与下肢的连接处，
由于静水压力，这有助于观察从盆腔到腹股沟、大腿内侧及臀部
区域是否存在盆腔静脉曲张及反流。将探头置于隐股交界处，以
观察是否存在盆腔反流，并通过 Valsalva 动作诱发反流。

（1）腹股沟逃逸点（圆韧带静脉）：可通过追踪静脉曲张至腹
股沟管来找到。

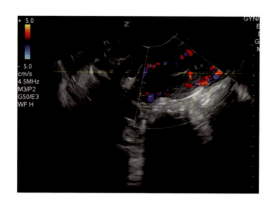

◀ 图 19-4　子宫周围及跨子宫静脉丛彩色多普勒血流图

图片由 Ryan Brooks RVT 提供

(2) 会阴点：评估方法为将探头向内移动至会阴显示会阴静脉（如果可现实，测量会阴静脉的内径及反流持续时间）、会阴及外阴区域的其他交通支。较小的交通支通常表现为多支小静脉，这些小静脉做 Valsalva 动作时，可出现明显的反流。

(3) 臀点：沿着大腿后静脉向臀部扫查可找到臀点，可显示向深部延伸至臀部筋膜的交通支及反流。

七、资料存储

1. 下腔静脉

(1) 直径：近段、中段和远段。

(2) 频谱多普勒：近段、中段和远段。

2. 髂静脉

(1) 双侧髂总静脉直径：近段和远段。

(2) 双侧髂外静脉直径：近段和远段。

(3) 双侧髂总静脉频谱多普勒速度：近段和远段。

(4) 双侧髂外静脉频谱多普勒速度：近段和远段。

3. 肾静脉

(1) 左肾静脉内径（cm）。

① 下腔静脉侧（穿越 SMA/ 主动脉之前）。

② SMA/ 腹主动脉水平。

③ 肾侧（SMA/ 主动脉周围且靠近肾门）。

④ 任意管腔狭窄段。

(2) 左肾静脉峰值血流速度（cm/s）。

① 下腔静脉侧。

② SMA/ 腹主动脉水平。

③ 肾侧。

④ 任意管腔狭窄段。

(3) 右肾静脉任何与血流动力学有关的异常。

4. 卵巢（性腺）静脉

(1) 卵巢（性腺）静脉的直径。

(2) 记录是否存在自发性和持续性反流或间歇性反流。

5. 子宫周围及跨子宫静脉丛

(1) 子宫周围或跨子宫静脉的直径。

(2) 记录静息状态或 Valsalva 动作时是否存在反流。

6. 盆腔逃逸点　记录静息状态或 Valsalva 动作时是否存在反流。

八、诊断标准

1. 髂静脉　彩色多普勒超声诊断髂静脉压迫综合征目前尚无公认的诊断标准。公认的压迫解剖学诊断指南如下：管腔内径缩小≥50%；近心段与远心段峰值流速比≥2.5；髂总静脉管腔内无血流充盈；由于压迫导致的生理学改变，髂总静脉管壁毛糙和（或）增厚。

2. 肾静脉　肾侧左肾静脉主干与下腔静脉侧左肾静脉内径比≥5.0；下腔静脉侧左肾静脉频谱多普勒峰值流速（图 19-5）与

肾侧左肾静脉频谱多普勒峰值流速（图 19-6）比值≥5.0；左肾静脉血流瘀滞或消失；侧支静脉形成；左肾静脉血流反向，汇入左侧卵巢静脉，符合左肾静脉压迫综合征。

3. 卵巢（性腺）静脉 任何内径≥6.0mm 的性腺静脉均应考虑其是否存在静脉瓣功能不全。嘱患者行 Valsalva 动作时，由于患者腹部运动，很难发现性腺静脉的反流。若存在反流，应考虑

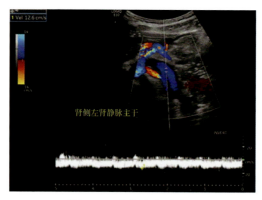

▲ 图 19-5 肾侧左肾静脉主干
图片由 Ryan Brooks RVT 提供

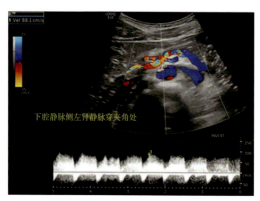

▲ 图 19-6 下腔静脉侧左肾静脉穿夹角处
图片由 Ryan Brooks RVT 提供

以下几点。

(1) 左侧卵巢静脉出现自发性持续性反流提示可能存在左肾静脉近段受压。

(2) 间歇性反流（持续时间超过 0.5s）提示单纯性左侧卵巢静脉瓣关闭不全，理想情况下可通过患者做 Valsalva 动作来诱发。

4. 子宫周围及跨子宫静脉丛、盆腔逃逸点　管腔内径≥6.0mm，静息状态时或 Valsalva 动作时可见反流，反流持续时间＞0.5s，符合静脉瓣功能不全。

九、经验与教训

1. 当探头位于腹部垂直中线平面，测量左肾静脉频谱多普勒时，很难将多普勒角度调整至≤60°。为了获得更好的多普勒角度，可将探头轻轻向左侧滑动，并沿逆时针方向略微旋转探头，此时，左肾静脉的图像将显示在设备屏幕的左侧，便于取样。

2. 对左肾静脉进行超声检查时，增大取样容积可能有益。

十、临床相关问题

• 与 CT 静脉造影（computed tomography venography，CTV）/ 磁共振静脉成像（magnetic resonance venography，MRV）相比，哪些临床和技术因素会降低彩色多普勒超声诊断左肾静脉压迫综合征的准确性？

若操作得当，彩色多普勒超声诊断肾静脉压迫综合征的灵敏度和特异度可达 78% 和 100%。影响彩色多普勒超声诊断左肾静脉压迫综合征准确性的常见混杂因素包括患者体型和肠道气体。此外，腹主动脉夹角会根据患者的体位改变而变化，并影响左肾静脉受压迫程度。左肾静脉管腔内径也会随收缩、舒张而变化。由于上述原因，超声检查常作为 CT 或磁共振（magnetic resonance，MR）诊断左肾静脉压迫综合征的辅助手段。

- **使用彩色多普勒超声诊断左肾静脉压迫综合征时需要考虑哪些重要的解剖特征？**

引起左肾静脉压迫综合征的解剖结构主要有两种：左肾静脉前压迫或后压迫。前压迫是由于腹主动脉和 SMA 之间形成锐角（通常＜16°）、SMA 异常分支或左肾静脉走行异常。腹主动脉 – 肠系膜上动脉夹角可能因腹膜后 / 肠系膜脂肪缺乏或椎旁肌萎缩而减小。这解释了为什么多数肾静脉压迫综合征患者体型偏瘦。后压迫见于左肾静脉位于腹主动脉后方，走行于腹主动脉及脊柱之间。症状与前压迫类似。

参考文献

[1] Kim SH, Cho SW, Kim HD, et al. Nutcracker syndrome: diagnosis with Doppler US. Radiology. 1996;198:93–7.

[2] Takebayashi S, Ueki T, Ikeda N, et al. Diagnosis of the nutcracker syn-drome with color Doppler sonography: correlation with flow patterns on retrograde left renal venography. AJR Am J Roentgenol. 1999;172: 39–43.

[3] Hartung O, Grisoli D, Boufi M, et al. Endovascular stenting in the treat-ment of pelvic vein congestion caused by nutcracker syndrome: lessons learned from the first five cases. J Vasc Surg. 2005;42:275–80.

[4] Labropoulos N, et al. A standardized ultrasound approach to pelvic congestion syndrome. Phlebology. 2017;32(9):608–19.

[5] Metzger P. Criteria for detecting significant chronic iliac venous obstruc-tion with duplex ultrasound. J Vasc Surg Venous Lym Dis. 2016;4(1): 18–27.

第 20 章　上肢静脉双工超声检查
Upper Extremity Venous Duplex

Drena Root　Scott Manchester　Young Kim　Sujin Lee　Anahita Dua　著

崔新伍　译　　洪玉蓉　张　莹　校

96 岁男性患者，有转移性胃腺癌病史，经右臂外周静脉穿刺中心静脉导管（peripherally inserted central catheter，PICC）进行肠外营养。患者虽然有恶性肿瘤和下肢深静脉血栓病史，但考虑到跌倒风险，并未接受抗凝治疗。患者近期因右臂肿胀到急诊就诊，考虑到深静脉血栓形成的风险，上肢静脉双工超声检查的哪些发现可以明确 PICC 相关的深静脉血栓形成的诊断？

一、目的

评估上肢深静脉系统是否存在深静脉血栓形成，确定血栓的位置和范围，并定性分析其超声特征。

二、适应证

1. 上肢、颈部、面部或胸部的肿胀和（或）疼痛。

2. 发热。

3. 脓毒血症。

4. 已确诊的肺栓塞。

5. 留置导管。

6. 近期确诊的深静脉血栓形成或浅静脉炎的随访。

157

三、禁忌证 / 局限性

1. 留置导管覆盖敷料导致静脉扫查受限。

2. 胸骨、锁骨、肋骨及探头尺寸造成的技术限制。

3. 患者无法配合检查。

4. 病态肥胖。

5. 锁骨下静脉在经过锁骨下方时成像受限。

四、设备

1. 多探头彩色多普勒超声检查设备（包括 3～8MHz 线性探头、1～6MHz 曲阵探头和 S1～5MHz 扇形探头）。

2. 影像存档与 PACS。

3. 超声耦合剂。

4. 毛巾。

五、患者准备

1. 查看相关的既往检查资料。

2. 向患者介绍检查内容并简要解释。

3. 获取相关病史（当前症状 / 病情、既往手术）。

4. 患者处于仰卧位，头部小幅度抬高或不抬高。

5. 待检查的上臂肘部弯曲，手放松并放于臀部。

六、检查步骤

1. 优化设备增益和显示设置获取最佳的灰阶图像。彩色多普勒超声用于识别血管和血流异常。

2. 完整的上肢评估必须进行双侧检查。

3. 仅进行单侧检查的情况包括以下内容。

(1) 上次检查在 30 天内。

(2) 已确诊为单侧深静脉血栓形成的随访检查。

(3) 医生医嘱要求。

(4) 中心静脉通路或外周静脉通路存在感染时。

4. 如进行单侧检查，还应进行对侧锁骨下静脉的频谱多普勒检查。

5. 评估颈内静脉、腋静脉和肱静脉应在横断面上进行，以显示其可压缩性。

6. 锁骨下静脉因其位置较难压缩，通常在矢状面使用彩色多普勒超声和脉冲波多普勒成像评估，以发现任何血流异常。

7. 因技术限制，不建议直接评估无名静脉和上腔静脉，但可通过检测锁骨下静脉和颈内静脉的相位多普勒血流信号来推断其通畅性。

8. 评估颈内静脉、锁骨下静脉、腋静脉和肱静脉的频谱多普勒波形（显示波幅或时相）。

9. 评估贵要静脉和头静脉应在横断面上进行，以显示其可压缩性。

10. 如果怀疑静脉胸廓出口阻塞，在确定上肢静脉完全通畅后，应让患者调整为坐位。

(1) 将探头置于锁骨和腋窝之间的锁骨下静脉区域以获得血管矢状面图像；采用彩色多普勒和频谱多普勒评估。

(2) 获取手臂处于自然中立位置时锁骨下静脉的频谱多普勒波形。

(3) 先缓慢将手臂外展至 90°，再外展至约 120°，从相同位置获取频谱多普勒波形。

(4) 当手臂恢复自然中立位置且肩膀向后旋（如站军姿）时，从相同位置获取频谱多普勒波形。

(5) 将手臂过度外展至约 120° 并将头转向右侧，然后转向左侧，从相同位置获取频谱多普勒波形。

(6) 对侧重复上述步骤 1～5。

七、资料存储

1. 所有图像都存储在 PACS 中。

2. 记录以下静脉有和无探头压缩（在解剖上可行时）的双屏横向灰阶图像。

(1) 颈内静脉。

(2) 锁骨下静脉。

(3) 腋静脉。

(4) 肱静脉。

(5) 贵要静脉。

(6) 头静脉。

3. 记录锁骨下静脉的彩色多普勒超声图像。

4. 记录以下静脉的频谱多普勒波形。

(1) 颈内静脉。

(2) 锁骨下静脉。

(3) 腋静脉。

(4) 肱静脉。

(5) 对侧锁骨下静脉。

5. 若有临床指征，记录桡静脉或尺静脉的可压缩性图像。

八、诊断标准

1. 常规检查

(1) 频谱多普勒波形显示自发性、时相和波幅。

(2) 灰阶和彩色多普勒超声用于显示血管的可压缩性，以及静脉腔内是否存在回声性物质。

2. 急性静脉血栓形成

(1) 频谱多普勒波形显示血栓处缺乏血流，对远段加压没有反应。

(2) 灰阶成像显示静脉扩张且不可压缩。

(3) 彩色多普勒超声显示静脉腔内缺乏色彩填充。

3. 非闭塞性急性静脉血栓形成

(1) 频谱多普勒波形表现为连续信号，但对增强反应减弱。

(2) 灰阶成像仅显示静脉部分受压。

(3) 彩色多普勒超声显示管腔内部分血流信号。

4. 慢性静脉血栓形成

(1) 如果血栓完全形成，频谱多普勒波形显示该处无血流信号；如果血栓部分再通，会表现出部分血流信号；出现相位信号表示显著再通，连续血流表示微小再通。

(2) 灰阶成像显示静脉萎缩。慢性血栓呈现致密状回声增强。静脉通常表现为部分可压缩，可能存在侧支循环。彩色多普勒超声显示管腔内部分血流信号。

5. 静脉胸廓出口梗阻

(1) 频谱多普勒波形显示当手臂移动到不同位置时，血流消失。

(2) 彩色多普勒超声显示静脉腔内缺乏色彩填充（不存在深静脉血栓形成的情况下）。

九、经验与教训

1. 上肢静脉系统在深静脉血栓形成时，可迅速形成侧支循环。侧支静脉与深静脉系统大小相同，常被误认为是深静脉。在评估上肢深静脉系统时，医师必须密切关注其他解剖学标志（例如，与相应动脉的位置关系，深静脉传统上分叉的区域）。

2. 上肢的频谱多普勒波形通常显示为基线以下的"W"形（图 20-1）。

十、临床相关问题

• **上肢静脉彩色多普勒超声在诊断深静脉血栓中的临床应用是什么？**

上肢静脉彩色多普勒超声因其经济和无创通常用于评估上肢 DVT 的存在。有研究表明，上肢静脉彩色多普勒超声的灵敏度为 78%～100%，特异度为 86%～100%。然而，由于解剖上的限制（例如，锁骨遮盖静脉显示的视野），诊断位于近段锁骨下静脉或头臂静脉的深静脉血栓灵敏度较低。鉴于这些限制，若临床高度怀疑上肢深静脉血栓形成而彩色多普勒超声检查为阴性时，则建议采取其他成像方式。特别是怀疑有中央静脉狭窄或闭塞等情况发生时，CTV 与 MRV 都是评估上肢深静脉血栓的影像学诊断方法。

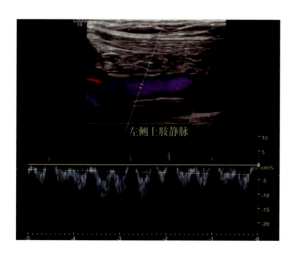

◀ 图 20-1 上肢的频谱多普勒波形通常显示为基线以下的 W 形

参考文献

[1]　Oliver MA, Talbot SR. Venous imaging techniques. In: Techniques of venous imaging. Pasadena: Appleton Davies; 1992.

[2]　Nix ML, Troillett RD. The use of color in venous duplex examinations. J Vasc Tech. 1991;15(3):123–8.

[3]　Kremkau FW. Principles of color flow imaging. J Vasc Tech. 1991;15(3):104–11.

[4]　Zwiebel WJ. Anatomy and duplex characteristics of normal deep veins. Sem Ultrasound CT MR. 1988;9:269–76.

[5]　Talbot SR. B mode evaluation of peripheral arteries and veins. In: Zwiebel WJ, editor. Introductions to vascular ultrasonography. 2nd ed. Orlando: Grune and Stratton; 1986. Chapter 16.

[6]　Nix L. Doppler diagnosis of deep venous thrombosis. In: Hershey FB, Barnes RW, Sumner DS, editors. Noninvasive diagnosis of vascular disease. Appleton Davies: Pasadena; 1984. p. 117–25.

[7]　Talbot SR, Oiver MA. Thrombus identification and characterization. In: Techniques of venous imaging. Pasadena: Appleton Davies; 1992. p. 37–58.

第 21 章 建立血管超声实验室
Building a Vascular Laboratory

Drena Root　Scott Manchester　Young Kim　Sujin Lee　Anahita Dua　著

洪玉蓉　张　莹　译　黄品同　校

建立血管超声实验室是一项非常宏大的任务。无论是开一个新的诊所、扩展现有诊所，还是开展新的临床研究，创建一个血管超声实验室都不是一件小事。获得批准、相关人员和部门全力以赴并持续的支持，以及所在机构的可观资金支持是成功建立血管超声实验室的初步步骤。在竞争激烈的市场中，确保所有要素到位以创建一个高效、可靠、准确、对员工和患者友好的并致力于质量的血管超声实验室是非常重要的。

物理空间是使血管超声实验室高效运作的首要任务。需要足够的空间来设立患者等候区、接待室、洗手间、超声检查室、医生阅片室和技术员阅片及报告室。走廊和门的宽度必须足以容纳担架、轮椅、跑步机和可能较长且重的液压检查床。超声检查室不应有阳光或走廊的环境光进入，这可能会影响技术员查阅超声图像。检查室需要安装可调光源，以便技术员在检查过程中清楚地查看超声屏幕。检查室的面积也是非常重要的细节。这些房间可能需要容纳多达四台大型测试设备、一张检查床、患者座椅、技术员座椅、跑步机、干净的床单柜、污物篮和一个水池。技术员需要有足够的空间来进行检查操作，避免在进行检查时受伤。某些公共卫生部门要求在检查室内安装一面镜子，以便患者在检查后可以整理仪表。建议在建立物理空间时，考虑符合"美国残疾人法"（Americans with Disabilities Act）的设施要求，包括自动进出门、无障碍卫生间，以及使用滑板便于从担架或轮椅转移到检查床。由于技术员花了大量的时间阅读图像和输入检查报告，因此也建议工作站有符合人体工程学的座椅和配备两个显示器的计算机（一个用于查看图像，另一个用于输入报告）。

　　获取完整的影像和测试设备是建立血管超声实验室的下一步。市场上有许多不同制造商的超声影像系统，每种系统都有其优点和缺点。购买时需要考虑的一些重要细节包括图像质量、血流多普勒质量、多种探头、用户友好性、设备的大小和重量（有些设备可能需要在血管超声实验室外进行便携检查），以及设备是否能够与电子病历或图像存储系统相互关联。除了影像设备，大多数血管超声实验室还需要用于生理检测和经颅多普勒检测的非影像系统。在评估影像设备时需要考虑的细节同样适用于这些非影像系统，如多普勒质量、易用性，以及与图像存储系统的兼容性。动脉生理检测的一个附加组件是跑步机。这个跑步机不需要非常复杂，但必须能够校准，承重至少 300 磅（136.08kg），并配有供患者使用的扶手。如果实验室将进行静脉功能不全检测，那么快速袖带充气系统有助于确保在整个检查过程中和不同技术员之间保持标准化。

　　一旦获取了影像设备，便可以开始编写检查规范。每种类型的血管超声检查都需要一个检查规范。每个检查规范应包含以下内容：进行检查的目的、常见适应证或患者症状、进行检查的禁忌证或限制、患者准备、使用的设备、详细的操作步骤、所需的图像或数据集，以及正常和异常结果的解释标准。解释标准需要基于文献并在检查规范中引用。大多数血管超声实验室进行的四项主要检查是颅外脑血管超声、下肢静脉超声、下肢动脉生理检查和下肢动脉超声。正如本书所示，每种血管超声检查都需要一种规范，但这四项常规检查是一个良好的起点。国际学会认证委员会（IAC）为血管检测提供了一个基本的规范构建大纲，可以通过其网站 www.intersocietal.org 访问。该组织提供有关血管检测、报销、法律问题、市场营销等方面的优秀资源，并可以就任何与血管超声实验室相关的问题进行咨询。

完善的检查规范的附属部分是完整的结构化报告模板系统。将报告模板组织成与检查规范中列出的必要文档相对应的方式是有帮助的。每个模板应有一个标题，说明进行的检查类型，并简要描述检查内容和检查方式（例如，使用灰阶、彩色多普勒和频谱分析对颈总动脉、颈内动脉、颈外动脉、椎动脉和锁骨下动脉近段进行了双功能超声评估）。报告应说明进行检查的适应证，这不仅有助于阅读和转诊医生评估是否因为正确原因进行了正确的检查，也是编码/计费所必需的。报告中应包括一个显示每个数据点的部分，如颈内动脉近段的收缩期峰值流速和舒张末期速度等。报告中应包含"技术员发现"部分，可以包括可能不需要在"印象"部分报告的附加信息（例如，左腿未见隐静脉 – 腘静脉交汇处，小隐静脉延伸至大腿后部并与后内侧隐静脉汇合）。如果报告模板包含每个部分的宏或选择列表项，选择后会自动将文本导入报告，这将有助于在技术员和解释医生之间保持一致的报告标准。如果计划为血管超声实验室申请认证，报告需要包含进行检查的技术员姓名和检查完成的时间章，以及解释医生姓名和检查报告最终完成的时间章。市场上有几种软件程序可以帮助血管超声实验室进行报告模板的编写。评估结构化报告软件时需要考虑的一些因素包括其与现有电子病历系统的集成能力、与图像存储系统的集成，以及终端用户的适应性。模板应可根据个别机构进行定制，并为终端用户提供高效、准确的操作。

一个成功的血管超声实验室还需要一个图像归档和 PACS。这些系统可以安全地存储、检索、展示和共享每次检查和报告的数字图像，消除了硬拷贝存储（CD）的需求，可以与电子病历系统接口，并允许在所有患者的护理人员 / 临床医生 / 技术员之间进行扩展评估以查看图像。这些安全系统还提供远程评估的附加好处。几乎所有医疗影像设备和 IT 制造商都广泛生产这些系统。一些还提供按月收费的基于云存储的解决方案，如果您的血管超声实验室不是大型机构的一部分，这可能是一个有益的选择。

　　血管超声实验室的人员配置是最重要的部分。每位员工，包括医疗主任、技术员、患者服务协调员、编码员，以及会计和计费人员，都需要接受适当的培训并致力于质量，以确保最终结果是成功的、可靠的服务。医疗主任必须在所在州持有执照，并且必须通过多种认证途径之一具备血管超声的专业能力。这些途径包括获得血管解读医师资格（registered physician in vascular interpretation，RPVI）、正式培训、非正式培训或已建立的实践。每个途径都有特定的检查解读数量要求，必须由已认证的审核员记录和监督。医学主任需要监督血管超声实验室实践的各个方面，因此建议他们在与业务管理相关的方面有扎实的背景。技术主任和技术人员应在适当的血管检测领域获得认证，并且必须达到每种血管检测领域的特定数量标准。可以考虑临时未获得认证的技术人员，但他们必须在从超声项目毕业后的 12 个月内获得所需的认证。每个医学和技术人员必须满足继续医学教育学分（continuing medical education credit，CME）的最低要求。

　　新创建的血管超声实验室的目标应是获得认证。获得认证表明血管超声实验室达到了足够的技术和质量标准，以促进卓越的患者护理。如果实验室满足数量要求、拥有所有的检查规范，并满足几个额外的质量控制措施，那么有可能在一年内获得认证。为了实现这一目标，出色的记录保存必须是优先事项。实践可以选择在哪些领域的血管获得检测认证。每个检测领域需要至少完成 100 次检查。出色的记录保存对于验证解释标准，以及确保血管检查符合认证所要求的质量标准至关重要。以下是一个记录保存模板示例（表 21-1）。

表 21-1　记录保存模板示例

序号	A	B	C	D	E	F	G	H
1	患者姓名	医疗记录号	超声结果	CT血管造影结果	磁共振血管成像/磁共振成像结果	血管造影	手术报告	相关性/比对
2								
3								
4								
5								
6								
7								
8								
9								
10								

　　所有工作人员都应参与解释标准的验证和病例质量的审查。每年至少应进行 2 次质量改进会议，讨论审查结果并在需要时实施更改。如果工作人员参与简短的演示，突出不寻常的病例或有趣的发现，血管超声实验室的检查质量将继续提高。IAC 网站上提供了许多员工会议的资源和会议记录的示例模板。

　　IAC 认证申请是一个基于网络的程序，具有易于遵循的逐步指南。申请预计完成时间为 2 个月，等待认证决定的时间为 3 个月。一旦获得认证，维持认证的挑战就开始了。IAC 每年对其检测"标准"进行更改,因此血管超声实验室的检查规范应至少每年审查 1 次,以确保指南符合要求。质量保证必须继续成为首要任务。血管超声实验室主任应每半年与所有员工举行会议,审查检查质量和解释标准的完整性。请记住,任何对解释标准的更改必须有科学依据并引用文献。工作人员必须保留所有继续医学教育学分的记录,以便在下次认证申请中证明已满足最低要求。

一个非常成功的血管超声实验室,应组织良好并拥有高度敬业的医学、技术和行政人员团队。它专注于培养在血管超声领域拥有卓越专业知识的技术员团队。预约应及时进行,检查结果也应同样及时提供。成功的血管超声实验室应拥有一套完整的、科学验证的检查规范和解释标准。正确的检查是基于正确的理由而进行,以回答所提出的临床问题并识别异常。成功的血管超声实验室应致力于质量并不断改进。

读书笔记

相 关 图 书 推 荐

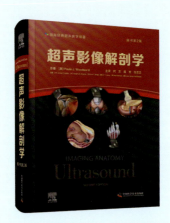

原著　[美] Paula J. Woodward

主译　何　文　聂　芳　任芸芸

定价　598.00 元

　　本书引进自 Elsevier 出版社，由多位国际知名超声医学专家合力打造，是一部全面、新颖、经典、实用的超声影像解剖图谱。本书为全新第2 版，对全身各系统超声解剖进行了详细阐释，不仅涵盖头颈、胸部、腹部、盆腔、肌肉骨骼超声解剖，还包括妇产及新生儿超声解剖的相关知识。全书特色鲜明且图文并茂，附有上千张精美的大体解剖示意图与高清超声图像，便于读者将超声解剖与大体解剖相对照，从而提高学习效率，可作为医学生、青年超声医师及资深超声诊断专家的案头必备工具书，亦可供相关临床科室医师、医学生参考阅读。

出版社
官方微信二维码